일본 최고의 치매 전문의가 알려주는 치료법

치매 혁명

요시다 가츠아키(吉田勝明) 지음

오상현 · 김선심 · 최경숙 옮김

Original Japanese title: 「KOKORO」 NO MEII GA OSHIERU NINCHISHOU WA SESSHIKATA DE 100%
KAWARU!

Copyright © 2017Katsuaki Yoshida

Original Japanese edition published by IDP Publishing Inc.

Korean translation rights arranged with IDP Publishing Inc.through The English Agency (Japan) Ltd.

나는 우리 병원에 입원 중인 인지증 환자 약 300명에게 다음과 같이 설문조사를 한 적이 있습니다.

Q: 입원해서 재미있는 일이 있습니까?

A: 식사, 그리고 음악치료, 원예치료, 그림요법, 애완동물을 동반한 작업요법 등이 기대됩니다.

Q: 가끔 병원 밖으로 이동하시겠습니까?

A: 네, 그렇게 하고 싶습니다.

Q: 그러면 자신의 집에 가서 자고 싶습니까?

A: 예.

Q: 얼마 동안 자고 싶나요?

A: 2박 3일 정도가 좋겠습니다.

Q: 그럼 퇴원도 하고 싶습니까?

A: …… 아니요.

Q: 그 이유는 무엇입니까?

A: 왜냐하면, 집에 가면 꾸중을 듣기 때문에…….

이러한 설문에 대한 결과는 괴롭고 슬픈 대답이었습니다.

입원 중인 인지증 환자가 퇴원하고 싶지 않은 일은 없을 것입니다. 그러나 집에 가 있는 시간이 2박 3일이면 좋겠지만, 퇴원은 싫다고 하는 답변을 상상해 보십시오. 환자가 오랜만에 집에 돌아가서 맛있는 식사를 하고, 목욕을 하고, 대소변 수발을 돌봐달라고 합니다. 그런데 식사를 하다가 음식을 흘리거나, 먹을 때 '쩝쩝' 소리를 내거나, 혹은 그릇을 엎지르거나, 기저귀를 교환한 후에 곧바로 배설해 버리거나 하면 매우 난처할 것입니다.

집에 돌아가 있는 기간이 짧으면 짧을수록 가족도 잘 대해줄 것입니다. 하지만, 3일 이상이 되면 가족으로부터도 "흘리지 않도록 드세요. 먹을 때 이상한 소리를 내지 마세요.", "손자가 보고 있습니다, 행동을 똑바로 하십시오.", "오줌과 똥은 한 번에 배변하세요."라는 등등의 주의를 듣기도 합니다. 말하자면, 환자들은 꾸중을 들으면 두려워하는 법입니다.

한편, 나는 노인 자살률에 대해서 조사하고 연구한 적이 있습니다. 일본에서 자살자의 약 40%가 노인입니다.

간병을 받고 있는 노인 가운데 3명 중 1명이 죽고 싶다는 생각을 해 본 적이 있다는 것입니다. 그러면 어떤 노인이 자살하고 있는 것일까요?

독거노인이 외로움에 시달리며 자살하는 것이 아닌가? 라고 생각하기 쉽지만, 그 통계를 보고 놀랐습니다. 자살자의 약 95%는 가족과 동거하고 있는 노인이며, 독신 생활자의 자살은 5% 이하라고 합니다.

이것은 무엇을 의미하는 것일까요?

나는 인지증 간병에 대한 가족의 이해, 가정 간병에서 발생하는 일상생활의 일과, 그리고 인지증의 진행을 억제하는 의술을 더 계발해야 한다고 생각합니다. 이 책이 그에 대한 도움이 된다면 다행이라고 생각합니다.

저자 요시다 가츠아키(吉田勝明)

01 '마음'으로 다가가는 인지증 간병과 재활 치료

02 인지증 대응 능력 향상하기

03 인지증의 증상과 치료

04 인지증을 예방한다

01

'마음'으로 다가가는
인지증 간병과 재활 치료

가정 간병을 할 때 '큰며느리'가 안고 있는 문제에 대해서는 우선적으로 '마음'으로 다가가야 한다

내가 근무하고 있는 병원에 있는 재활 복지시설과 데이케어day care 에 다니고 있는 인지증 환자, 즉 재택 간병을 받고 있는 환자의 가족 모두가 우리 병원을 찾아오는 경우가 있습니다. 방문 목적은 재택 간병의 어려움을 호소하기 위해서입니다.

재택 간병을 담당하고 있는 사람은 대략적으로 장남의 아내큰며느리입니다. 다른 가족들은 간병의 어려움과 고충에 대해서 잘 모르는 경우가 많습니다. 그래서 나는 병원 회의실에 모두 모아 놓고 다음과 같은 질문을 합니다.

"이 환자에게 간호를 제일 많이 하는 분은 어느 분입니까?"

그러면 모든 가족은 큰며느리에게 "아? 당신이 설명을 잘 들어야 하니까 앞으로 나가."라고 하는 이야기가 쏟아집니다. 나는 "당신이 가장 많이 병을 보살펴줍니까? 알겠습니다. 당신이 가장 많이 환자의 사정을 알고 있는 분입니다. 맨 뒤쪽으로 가세요. 그리고 모두 내 이야기를 들어 주세요." 하고 말합니다.

그리고 나는 "이 중에서 가장 멀리 살고 있어서 좀처럼 병문안을 가지 않는 사람은 누구입니까?" 하고 질문을 하면서 가장 먼 곳에 살고 있는 사람을 나오라고 해서 그 사람에게 설명하기 시작합니다.

"여러분, 우리 병원을 찾아와 주셔서 감사합니다. 오늘은 여러분들이 간병의 어려움에 대해서 이해를 하시라고 병원에 오시게 했습니다. 예를 들면 환자로부터 '돈이 없어졌다. 네가 훔쳐 갔지?' 하고 당신에게 물으면 어떻게 하시겠습니까?"

"물론 훔쳐가지 않았으면, 가져가지 않았다고 부정하겠죠."

이렇게 말하는 사람은 환자의 장남입니다. 그러나 이런 대화방식으로는 상황이 진정되지 않습니다.

"인지증 환자가 '네가 훔쳐 갔지?' 하고 추궁할 때에는, 환자가 그렇게 생각하고 있기 때문입니다. 주변 사람이 돈을 가져가지 않았다고 부정했다고 해서 환자가 진지하게 들어 주는 경우는 아직 없습니다."

"그러면 어떻게 하면 됩니까?" 하고 아들이 묻습니다.

"그래서 가족의 협조가 필요합니다. 아드님이 의심을 받고 있다면 같이 만나는 손자 혹은 동행자들이 '어딘가에 놓아두고 잊으셨으니까 모두 찾아보자.' 하고 각자가 나서서 찾아보거나 하는 행동을 하면, 가족이 침착하게 '이 사람이 환자의 상황을 가장 걱정해 주고 생각해 준다.' 하고 감싸주는 것입니다."

이런 이야기를 듣는 가족들은 모두 수긍을 하며 고개를 끄덕입니다. 그래서 나는 이렇게 다그칩니다.

"가족분들 가운데 간병은 아드님의 부인이 하고 있느냐고 물었습니다. 낮에 부인이 혼자서 간병을 하고 있을 때 '네가 훔쳐 갔지?' 하고 환자가 의심한 적이 한두 번이 아니었죠? 그래도 부인은 불만 섞인 말 한마디 단 한 차례도 하지 않고 헌신적으로 간병을 계속해 왔겠죠? 어떻게 해서든지 부인이 고생스럽게 간병을 하고 있다는 점에 대해서 가족 모두가 인정해 주시기 바랍니다. 그리고 구체적으로 부인의 고충을 들어주세요. 그리고 주말에는 부인을 대신해서 식사 시중을 하고 산책도 해 드리기 바랍니다. 잘 부탁합니다."

가족들은 잠시 고개를 떨구고 있었는데, 아들이 자기 부인에게 말했습니다.

"여보, 당신에게만 간병을 맡겨서 미안해. 지금부터는 가족들이 역할을 나누어서 할 테니까 우리들이 할 수 있는 일이 있다면 말해 줘. 잘 부탁해."

환자의 친자식인 아들 처지에서 헤아려본다면 자기를 귀하게 키워 준 부모가 인지중에 걸려서, 아들의 얼굴도 모를 지경에 이른 것을 바라보는 것은 괴로운 일입니다. 그렇기 때문에 직장 일을 핑계 삼아 간병을 부인에게 떠넘겨 버리는 경우가 적지 않습니다. 그러나 혼자서 인지증 간병을 하는 것은 불가능합니다. 가족 모두가 협력해서 돌봐 주시기를 바랍니다.

장남의 아내

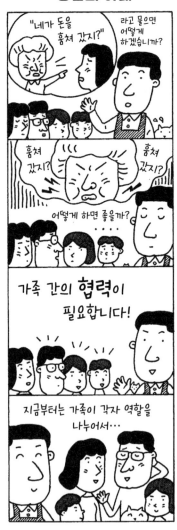

PART 2

인지증에 걸린 '환자'를 이해하기 위해서는 무엇이 가장 중요한가?

환자 본인도 인지증 증세의 초기 상황에는 자신에게 무언가 이상 증상이 일어나고 있는 점에 대해서는 자각하고 있다고 할 수 있습니다. 따라서 다음과 같은 심리 상태에 놓이는 경우가 많이 있는 듯합니다.

【불안하고 고독하다】

'나에게 무슨 일이 일어나고 있는 것 같다.'

'앞으로 어떻게 될 것인가?'

【비참하고 굴욕적이다】

'나는 왜 이런 일을 할 수 없는 걸까?', '바보 취급을 당했다', '예전에는 자신감을 가질 수 있었는데…….'

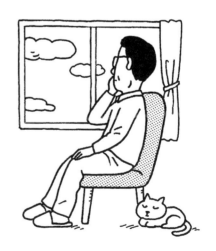

"최근에 무슨 일인가가 일어나고 있다."

【폐를 끼치고 있으니 내 역할을 하고 싶다】

'가족들에게 미안하다.'

'지금까지 내가 해왔던 것처럼 내 역할을 다 하고 싶다.'

인지증은 기억과 계산이라고 하는 누구라도 이해하기 쉬운 인지 기능만이 아니라, 자신의 상태를 파악하는 능력과 행동을 감시하는 능력이 저하되고 있습니다. 그 때문에 주변 사람들로부터 곤혹스러운 말을 듣는 경우가 늘어나고 관계가 악화하는 경우가 있습니다.

본인의 상태를 본인 스스로 파악할 수 없는 점이 인지증의 본질이며, 이 점을 이해하지 못하면 정확하게 접근해서 적절한 케어치료를 행할 수가 없습니다.

인지증에 대해서 정확하게 이해하고 있지 않으면, "몇 번 말해야 알아듣겠습니까?", "왜 그런 행동을 하십니까?" 등의 표현으로 인지증 환자에게 상처를 주기도 하고 야단치는 경우도 자주 발생합니다.

이처럼 일방적으로 주의를 주어도 환자 본인에게는 병에 대한 자각 인식이 없으므로 효과가 없을 뿐만 아니라, 싸움을 하게 되거나 본인을 몰아붙이는 악순환에 빠져버릴 뿐입니다. 경우에 따라서는 심리 상태가 심각해지기도 하며 인지증의 증상이 악화

18

되는 경우가 있습니다.

그러나 이러한 악순환이 반복되는 것을 피하기 위해서는 환자를 나무랄 것이 아니라, 칭찬하는 것이 중요합니다. 인지증에 걸린 사람의 신체적 상태를 이해하고, 환자와 웃는 얼굴로 교감할 수 있도록 연구해 보기로 합시다.

인지증을 숨기고 있으면 분명히 증상이 악화된다

세상에는 여전히 인지증에 대한 오해와 편견이 존재하고 있습니다. 예를 들면 인지증에 걸리면 과격해지고 폭력을 휘두른다, 여기저기를 배회하다가 자주 행방불명이 된다, 가게에서 돈을 지급하지 않고 물건을 가지고 나오는 등의 끔찍한 경우도 있습니다. 물론 그런 인지증 환자가 있을 수도 있습니다. 그러나 적절한 케어를 해주면 폭력 행위라든가 배회하는 행동을 줄일 수 있습니다.

그러나 가족들 가운데 이러한 오해와 편견이 있으면, 가족들은 인지증을 감추기 위해 환자를 외출시키지 않거나 이웃과 교류를 단절시키기도 합니다.

인지증 환자가 있는 집에서는 "차라리 암이었다면 좋겠다. 왜냐하면, 남한테 알려져도 부끄럽지 않으니까" 라고 말하는 가족도 있습니다.

남을 만나는 기회가 줄어들고 신체에 자극이 부족해지면 인지증은 진행되며, 또 환자를 집밖으로 내보내지 않게 되는 악순환에 놓입니다.

따라서 가족이 인지증에 걸렸다고 해서 주변 사람들에게 이러한 사실을 숨기거나, 환자를 집밖으로 안 내보내려고 하지 말고 산책이나 쇼핑 등에 데려가 주세요. 외출 중에 만일 이웃 사람이 인사를 했을 때 환자가 어리둥절한 상태로 행동하고 있다고 해도, 인사하는 사람에게 "어디 가시는 중이세요?" 하고 미소를 지으며 인사하면 됩니다. 이러면 환자를 만나게 되는 이웃 사람도 충분히 상황을 이해하게 됩니다.

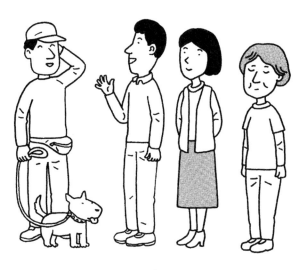

함께 외출합시다.

재촉하거나 강요하거나 나무라는 행위……
인지증 환자에게는 금물이다

인지증에 걸리면 최근의 기억과 공간 인식 등의 능력은 상실하는 경우가 있지만, 상실되었다고 하더라도 아직 남아 있는 인지 능력도 적지 않습니다. 인지 기능이 저하되어 있다고 해도 오래 전의 기억은 남아 있거나, 감정 등은 풍부합니다. 어린애 취급을 당하거나 지시나 명령을 받고 견디는 것은 성인이라는 입장에서 매우 참기 어려운 일입니다. 본인이 무엇을 찾고 있는지를 헤아려 보고, 또 본인이 하고 싶은 일을 할 수 있도록 지원해 주면 인지증에 걸렸다고 할지라도 안심하고 살아갈 수가 있습니다.

그러면 어떻게 다가가면 좋을까요?

- 할 수 없는 일에 대해서 나무라지 않고 본인이 스스로 할 수 있도록 칭찬한다.
- 웃는 얼굴로 다가가서 기분이 좋아지는 상황을 많이 만든다.
- 가능하면 긍정적인 대화로 말을 한다.
- 사사로운 일이라도 환자가 자신의 역할을 담당하게 한다.
- 실수하지 않도록 지원한다.

■ 환자 본인의 희망과 능력, 습관 등을 존중한다.

다음과 같은 일은 절대로 해서는 안 됩니다.

■ 나무란다.
■ 일방적으로 화를 낸다.
■ 명령한다.
■ 강요한다.
■ 재촉한다.
■ 어린애 취급을 한다.
■ "○○씨"라고 이름을 부른다.
■ 해야 할 역할을 빼앗는다.
■ 행동을 제한한다.
■ 아무것도 하지 못하게 한다.

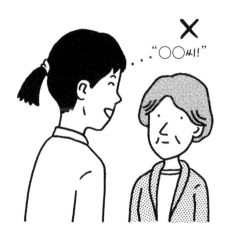

인지증에 걸렸다고 해도 밥을 하고, 요리를 하거나 떡을 만드는 등 젊은 시절에 몸에 밴 능력은 남아 있습니다. 요리 준비와 마무리 등을 할 수 없는 경우도 있지만, 행사 등에서 본인이 할 수 있는 역할을 담당하게 하는 것도 효과가 있는 경우가 많이 있습니다. 또 발상을 바꾸어서 배회하는 인지증 환자에게 방범 순찰 완장을 차고 함께 외출함으로써 지역의 치안 상태도 좋아지며, 인지증 환자도 자신이 한 역할을 이웃 사람에게 평가받는다는 보람을 느끼며 심리 상태가 좋아졌다고 하는 사례도 보고되고 있습니다.

PART 5

기억을 회복하고 미소를 되찾을 수 있는 음악요법 효과란 무엇인가?

음악요법은 정신과 의사인 내가 병원을 개업했을 당시부터 실시해온 치료법의 하나입니다. 지금까지도 재활 복지시설과 데이케어day care에서 중요한 역할을 해오고 있습니다.

누구든지 음악을 듣거나 노래를 부르는 경우에는 기분이 차분해지며, 기분이 좋아지는 경우가 있을 것입니다. 음악요법이라고 하는 것은 이러한 효과로 인지증 환자의 증상을 개선하는 것을 목표로 하는 재활 치료입니다.

음악을 들을 정도의 '수동적 음악요법'은 식사 시중과 간병을 받을 때 음악을 듣고 마음이 차분해진 상태에서 원만하게 식사할 수도 있거나, 간병에 대한 저항 의식이 없어지고 부드러워지는 효과도 있습니다.

또 커다란 효과가 기대되는 것이 '능동적 음악요법'입니다. 스스로 노래를 부르거나 악기를 연주함으로써 건강해지거나 스트레스를 발산할 수가 있습니다. 그 이유는 노래를 부르면 뇌의 혈류가 증가하며 뇌가 움직이므로 에너지원의 공급원인 당의 분량이 늘어나기 때문입니다. 따라서 뇌가 활성화되어서 배회하는 행위를 하는 등의 증상이 개선될 전망도 있습니다.

또 본인이 과거에 좋아했던 음악을 들음으로써 그 당시를 기억에 떠올리게 되어서 기억력이 개선된 사례도 보고되고 있습니다.

ONE POINT

국립 장수연구센터에 의하면 경증輕症 인지장애MCI에 걸린 사람을 대상으로 매주 1회 1시간 정도의 음악요법을 8~10회 실시한 결과, 기억력과 주의력 개선이 관찰되었다.

■ 음악치료사

치료의 목적으로 음악요법을 행하는 것이 음악치료사다. 음악치료사라고 하는 직업은 일본음악요법학회105세까지 현역 의사로서 활약해온 히노하라 게아키(日野原重明)씨가 회장이었음가 정한 커리큘럼을 이수하고 시험에 합격해서 학회가 인정한 자격증 소지자이다.

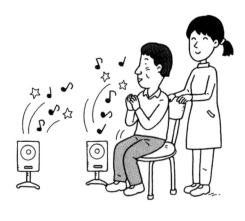

최근 음악요법학회의 치료적
효과에 대한 의의가
세계적으로도 좋은 평가를
받고 있다.

우리 병원처럼 음악요법을 도입하고 있는 의료기관과 노인복지시설 등에서는 음악치료사가 대상자의 요구와 능력에 맞추어서 노래와 연주, 춤 등을 선정하여 프로그램을 만들어서 지도합니다.

프로그램을 진행하는 시간은 1시간에서 1시간 30분 정도이며, 도입부에는 계절감을 느낄 수 있는 노래를 선택합니다. 초등학교 노래가 많아지는 이유는 이러한 노래는 누구라도 알고 있으며 부르기 쉽기 때문입니다. 증상이 상당히 진행된 인지증 환자도 어린 시절에 불렀던 노래는 확실히 기억하고 있습니다.

노래를 부를 때에는 모두가 부를 수 있도록 템포에 맞추어서 천천히 반주를 합니다.

봄=「사쿠라사쿠라벚꽃노래」와「꽃」등
여름=「찻잎따기 노래」와「바다」등
가을=「단풍」과「고향의 가을」등
겨울=「눈」과「모닥불」등

다음은 참석자들의 요청곡입니다.

환자들이 젊었을 때 유행했던 노래가 많으며, 선호하는 가수 중에는 사와다 켄지沢田研二, 미소라 히바리美空ひばり, 후랑크 나가이フランク永井, 무라타 히데오村田英雄 등의 '흘러간 그리운 노래'

가 많은데, 그 가운데에는 엘비스 플레스리의 노래를 영어로 부르는 환자도 있습니다.

노래를 알고 있으면 함께 부르지만, 마라카스_{남미의 리듬 악기}를 흔들기도 하고 북을 치거나 의자에 앉은 채로 발로 바닥을 탭핑_{두드리기} 하며 박자를 맞추는 사람도 있습니다.

참석자의 신청곡을 대충 부르고 나면 서서히 끝나는 시간이 다가옵니다. 맨 마지막에는 참석자 전원이 「고향」이나 「위를 향하여 걷자」등의 노래를 합창합니다.

온종일 배회하다가 의자에 앉아서 5분도 견디지 못하는 인지증 환자도 음악요법에서는 동그랗게 원을 그리고 있는 의자에 둘러앉아서 합창을 하기도 하고 「유락초에서 만납시다」를 신청해서 부르기도 합니다.

■ 인지증 병동 음악요법의 7월 프로그램의 예

① 쎄쎄쎄 _{노래/손뼉치기} 가벼운 체조

②「바다」_{노래}

③「다나바타사마」_{노래/타악기 차임}

④「북상야곡」_{노래}

⑤「행복하다면 손뼉을 치자」_{머리→ 어깨→ 머리 → 무릎 등을 친다}

⑥「탄광의 노래」_{노래/악기}

⑦「도쿄 합창」_{노래/악기}

⑧ 「밤하늘의 별을 바라보라」 CD 감상/노래

⑨ 「별 그림자의 왈츠」 노래

⑩ 「고향」 노래

- 유의점

  ❶ 매회에 걸쳐서 ①, ⑤, ⑩은 동일한 노래를 선택한다 참가활동을
  한눈에 바라볼 수가 있고 안정감을 가지고 프로그램에 참가한다 .

  ❷ 노래 프로그램을 짜는 방법: 계절에 맞는 심플하고 부르
  기 쉬운 노래 → 「행복하다면 손뼉을 치자」의 노래로 일
  체감을 높인다. 악기를 이용한 활력을 주는 신체 기능을 활발히 하는
  활동. 비교적 자신감을 가지고 부를 수 있는 노래로 마음을
  진정시킨다.

  ❸ 당일 참석자의 모습을 보고 노래 제목과 인터뷰의 여부를
  결정한다 안정감이 엿보일 때는 조금 어려운 곡을 부르기도 하고 가사에 관련된 인터뷰를
  한다. 분위기가 웅성 거릴 때에는 인터뷰는 하지 않고 확실하게 부를 수 있을 것 같은 노래를 중심
  으로 선곡을 한다 .

※ 그 외의 악곡 리스트

「우리는 바다의 아이」, 「검붉은 태양」, 「설산찬가」, 「초봄의
노래」, 「애기동백이 머무는 곳」, 「카츄샤의 노래」, 「사과의
노래」, 「사랑의 계절」,

■ 음악요법의 효용성

① 노래를 불러서 호흡 기능과 입 주변의 근육을 강화한다.

② 음악에 맞춰서 리듬을 타고 신체를 움직이는 경체조가벼운 체조를 재미있게 할 수 있다.

③ 흘러간 옛날 노래는 기억을 되살아나게 하고 기분을 활성화시킨다.

④ 방울 달린 악기나 북을 모두 두드림으로써 치료사의 지시에 집중할 수 있다. 리듬을 기억하는 능력 등의 인지 기능이 활성화된다. 입 밖으로 노랫소리를 냄으로써 감정 발산을 할 수 있다. 다른 참석자들과 일체감을 얻을 수 있다.

⑤ 음악치료사에 의한 바이올린 연주〈예〉「80일간의 세계일주」에 따라서 감정을 완화시키는 효과와 보통 때와 다른 하루를 맞이하는 효과를 높일 수 있다.

⑥ 노래집을 보고 신청곡을 선정한다 → 의사 표시와 발언 기회를 갖는다. 다른 참석자들과 대화와 교류의 계기를 마련한다.

■ 음악요법 효과의 예

⊙ 오연성 폐렴誤嚥性肺炎을 막는다

노래를 부르는 동작은 입을 크게 벌리기도 하고 혀를 움직이기도 하므로 구강 체조가 이루어집니다. 고령자에게 많이 발생하는 오연성 폐렴은 구강 근육이 저하되어 음식과 음료를 입안에 넣는 힘이 쇠퇴하는 상황이 발생하기 쉬워집니다. 이러한 오연성 폐렴은 노래를 불러서 방지할 수가 있습니다.

※ 이 내용에 대해서는 언어청각사의 항목에서도 상세히 언급하겠습니다.

⊙ 기분을 끌어올린다

모두 함께 노래를 부르거나 자신이 좋아하는 노래를 부름으로써 기분을 끌어올릴 수가 있습니다. 인지증 환자의 대부분은 의사소통을 충분히 할 수 없으며 자신의 의사대로 행동할 수 없는 경우가 많고, 정도의 차이는 있지만 우울증에 놓여 있는 사람이 많습니다. 노래를 불러서 기분을 끌어올리고 우울증 상태를 감소시킬 수 있습니다.

⊙ 배회와 분노를 줄인다

노래를 부름으로써 감정을 발산시키면 우울하고 불안한 기분을 해소합니다. 인지증 환자는 성급하게 화를 내기도 하고 여기저리글 배회하는데 음악요법으로 이러한 문제 행동을 감소시킬 수가 있습니다.

인지증은 잃어버린 능력을 회복시키는 것이 아니라 남아 있는 능력을 끌어내는 것이 중요하다

인지증 환자는 비교적 일찍부터 기억력과 공간 인식 능력이 떨어집니다. 가족이 판단할 때에는 잃어버린 인지 능력에 대해서 신경을 쓰기 쉽지만, 아직도 신체에 남아 있는 건강한 인지 능력 부분도 적지 않게 많습니다.

우리 병원의 재활 치료과에서는 입원환자의 가족으로부터 학력과 경력 등 환자 개인의 이력, 인지증을 앓기 전의 취미와 특기 등을 묻고 그것을 참고로 해서 작업요법에 최대한 활용하고 있습니다.

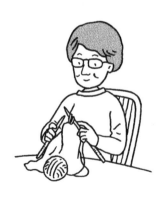

예를 들면 자녀들로부터 "저희 어머니는 뜨개질을 좋아하며, 제가 어렸을 때에 장갑을 짜주셨습니다."라고 하는 정보를 제공받으면 색깔이 울긋불긋한 털실과 뜨개바늘을 준비해서 작업요법사가 "○○씨, 뜨개질을 가르쳐 주시겠어요?" 하고 인지증 환자의 욕구를 끌어내기도 합니다.

인지증은 최근의 일을 기억하게 하는 것은 어렵다고 할지라도 어린 시절과 젊은 시절에 겪은 일을 잘 기억하고 있습니다. 여성의 경우에는 육아와 집안일을 하기 위해서 매일 바쁘게 지냈던 시절에 경험한 일은 생생히 기억하고 있습니다. 더욱이 좋아하는 뜨개질은 몸으로도 잘 기억하고 있습니다.

작업치료사가 눈동냥으로 뜨개질을 배워서 어림짐작으로 뜨개질을 하려고 하면, 인지증 환자가 "당신은 뜨개질이 서툴군요. 앞날이 걱정되요."라고 책망하기도 하지만, "지금부터 날씨가 추워지니까 내가 당신에게 목도리를 짜주겠다."라고 말하더니 며칠이 지나서 목도리를 짜 주기도 했습니다.

수채화를 그리는 것이 취미였다는 남성에게는 수채화 물감과 스케치북을 준비해서, "○○씨는 그림 그리는 것을 좋아하지요? 지금 그리신다면 어떤 그림을 그리고 싶습니까?" 하고 물으니, "나는 풍경화만 그렸다."라고 말하더니, 작업치료사가 함께 병원 주변의 로케이션 헌팅예비조사를 겸한 산책도 하면서 스케치할 수 있는 위치를 찾습니다. 좋아하는 풍경을 발견하면 그곳에 휴대용 의자를 펼쳐고 앉아서 그림을 그리기 시작합니다. 그동안 작업치료사가 지켜보면서 "지금 제 얼굴을 그려주세요." 하고 말을 건네자, 환자는 작업치료사의 얼굴을 지긋이 바라보더니 "그리고 싶은 얼굴이 아니다."라고 말하며 쌀쌀맞게 대했던 환자도 있었습니다. 인지증 환자의 특징 중의 하나는 칭찬이나 호의적인 말을 하지 않는 정직한 속마음을 내보이는 경우도 있습니다.

또 다른 특징은 후천적으로 획득한 지식과 경험을 상실하는 점을 예로 들 수 있습니다. 기능도 지식을 바탕으로 행해지기 때문에 기능 상실도 지식 상실을 포함해서 판단할 수 있습니다. 즉 인지증의 증상은 후천적으로 획득한 능력이 서서히 상실되고, 남아 있는 능력도 상실되어가는 것입니다. 따라서 인지증에서는 아직 신체에 남아 있는 능력을 활용해야 합니다. 아무 일도 하지 않으면 능력 상실이 더욱더 빨리 진행됩니다. 이러한 능력 저하를 '만들어진 장애'라고 하는 경우가 있습니다.

그러면 인지증은 어떤 치료를 하면 좋은가? 실은 인적 환경과 물리적 환경에 의해서 악화되어 버리는 경우가 있습니다.

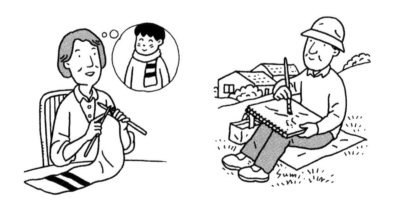

인지증 환자에게 **말을 거는 방법**에 **문제**가 있지 않나요?

  우리들은 일반적으로 가족에게 말을 걸거나 직장에서 동료에게 말을 걸 때 일부러 상대방의 눈앞으로 다가가서 말을 거는 경우는 없습니다. 그 이유는 "어이!" 하고 상대방을 부르면 그 말을 듣는 사람들은 말소리의 방향을 감지하고 누구에게 말을 걸고 있는지 알고 있거나, 이름을 부르면 얼굴을 돌려서 대화에 응하려고 하기 때문입니다.

  그러나 인지증 환자에게는 말을 걸면 듣고 있을 것임에도 불구하고 그에 대한 반응이 없으므로, 말을 거는 사람 쪽에서는 자신이 무시당하고 있다고 생각할 수 있습니다. 이런 경우가 자주자주 발생하면 말을 거는 사람과 인지증 환자 사이에 거리감이 생겨 버립니다.

  그러나 어쩌면 말을 거는 방법이 서툴기 때문일지도 모릅니다. 따라서 인지증 환자에게 말을 걸 때는 다음의 사항을 유의하기 바랍니다.

【상대방의 앞으로 돌아가서 말을 건넨다】

인지증에 걸려서 뇌 기능이 저하되면 대화가 부족해지는 경우가 많습니다. 그러나 대화의 양이 증가하면 뇌가 활성화되고 인지 기능에도 좋은 영향을 미칩니다. 또한, 남과 교류함으로써 생활에 탄력성이 생기고 기분도 밝아집니다.

인지증 환자는 자신만의 세계에 빠져 있는 경우가 적지 않습니다. 자신의 시야에 들어가지 않는 공간인 뒤쪽에서는 절대로 말을 걸지 마십시오. "○○씨!"라고 이름을 불러도 알아차리지 못하는 경우가 적지 않습니다.

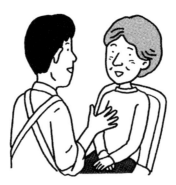

반드시 앞에서 말을 건다.

말을 걸어도 알아차리지 못한다고 해서 큰소리로 "○○씨!" 하고 환자를 부르면 놀라거나 혼나고 있다고 생각해서 반발하거나 위축되는 경우가 있습니다. 따라서 반드시 대화를 걸기 전에 상대방의 앞쪽으로 돌아서서 이야기를 걸기 바랍니다.

또 인지증 환자는 여러 가지 일을 동시에 이해하는 것이 어렵습니다.

"아까 외출하고 돌아왔으니까 손이 더러울지도 모르겠네요. 손을 씻읍시다."라고 말하면, '외출', '흙', '손을 씻는다'라고 하는 세 가지 행동에 대한 이야기가 연이어지기 때문에 혼동하기 쉽습니다. 이러한 경우 "손을 씻읍시다."라는 단 한 가지의 행동에 대한 이야기만 건네야 합니다.

인지증 환자는 새로 만들어진 단어, 즉 신조어에 서투를 수 있습니다. 나이에 따라 다르지만, "스마트폰"이라고 하지 않고 "전화"라고 말해 주는 것이 이해하기 쉬운 경우가 있습니다. 환자의 고향 사투리를 사용하는 경우도 있습니다. 고향 사투리 몇 단어가 들어간 말도 친밀감을 느끼는 것 같습니다.

말을 걸 때는 다음과 같은 사항도 유의해야 합니다.

【눈높이를 맞추어서 말을 건넨다】

대화를 할 때는 상대방의 앞쪽으로 돌아가서 눈높이를 맞추고 말을 겁니다. 상대방이 의자에 앉아 있으면 내려다보거나 올려다보는 경우가 없도록 쭈그리고 앉아서 말을 겁니다. 인지증 환자는 누가 어떤 표정으로 말을 걸어 주는 것인가에 대해서 민감한 반응을 보입니다. 가능하면 미소를 지으며 말을 걸기 바랍니다.

【천천히 낮은 목소리로 말을 건넨다】

인지증 환자뿐만 아니라 노인은 귀먹은 사람이 많으며, 빠른 속도의 말투나 목소리가 높으면 알아듣기가 어렵습니다. 천천히 낮은 목소리로 이야기를 건네십시오. "어, 뭐라고?" 하고 되물어 오면 상대방의 집중력이 충분히 적합하지 않다고 판단되거나, 난청의 소지가 있다고 판단되기 때문에, 상대의 귓가에 다가가서 다시 말을 걸어야 합니다.

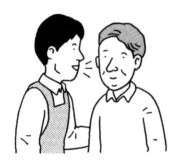

천천히 낮은 목소리로

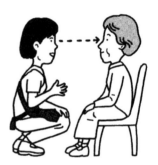

눈높이를 맞춘다.

흥분과 불안을 진정시키는 '가까이' 다가가는 방법, 포인트는 상상력에 있습니다

PART 8

인지증 환자는 갑자기 분노하거나 혼잣말을 중얼거리기 시작하거나 두려워서 오들오들 떠는 경우가 있습니다.

가정 간병을 할 경우, 부모가 갑자기 화를 내거나 불안해지는 경우가 있다는 점을 미처 깨닫지 못한 경우, 간병을 하는 쪽에서는 자신도 모르게 "엄마, 인제 그만 해요. 나도 바쁘니까!"라고 말하며 꾸짖거나 "직성이 풀릴 때까지 욕설을 퍼부으면 되잖아!" 하고 응수해 버리기도 합니다.

그러나 인지증에 걸려서 인지 능력은 저하되어도 수치심이나 자존심이 없어지는 것은 아닙니다. 또한, 대뇌혈관성 인지증에 걸린 환자는 자신이 인지증에 걸려 있다고 하는 것을 이해하고 있는 경우도 있기 때문에, 자존심을 상하지 않게 다가가는 방법을 펼치는 등의 배려가 필요합니다.

상상해 보십시오. 여러분이 혼자서 외국 여행을 하다가 길을 잃고 말이 통하지 않는 사람들 사이에서 혼자 놓여 있다고 한다

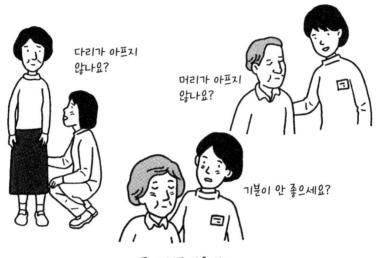

다리가 아프지 않나요?

머리가 아프지 않나요?

기분이 안 좋으세요?

구체적으로 말을 건다.

면 불안감을 느낄 것입니다. 인지증 환자의 일부는 그런 상태에 놓인 사람이 있습니다.

이러한 상황에 놓일 경우에 여러분은 무엇을 찾습니까? 여러분을 친절하게 염려해 주고 무엇을 불안해하는지, 무엇에 화가 나 있는지, 그러한 이야기를 들어 주는 사람을 찾지 않을까요?

따라서 인지증 환자가 흥분하거나 불안해하는 경우에는 부드러운 목소리로 "뭔가 언짢은 일이라도 있나요?", "뭔가 슬픈 일이 있었어요?" 하고 말을 걸어 보기 바랍니다. 절대로 "정신 차리세요." 하고 통제하지 말고, 환자가 흥분하거나 불안해진 원인을 함께 살펴보아야 합니다.

분노의 원인이 어릴 적에 함께 놀았던 친구와 싸움을 하다가 졌을 때 경험했던 억울함이거나, 불안의 원인이 배우자를 잃고 불안하거나, 옛날 일을 기억했을 때 유발되었을지도 모릅니다. 본인은 그런 것을 말로 설명할 수 없겠지만, 그때의 감정이 되살 아나는 경우는 드문 일이 아닙니다.

인지증 환자가 흥분하는 경우에 부드럽게 손을 잡아주는 것은 마음을 진정시키는 데에 도움이 됩니다. 친한 사이라면 살며시 어깨를 안아주는 것도 좋을 것입니다.

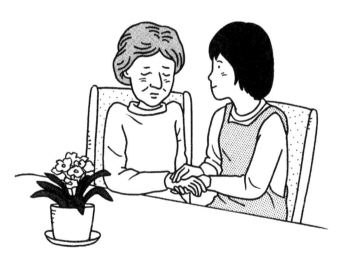

다정하게 손을 잡아준다.

옛날에 즐겁게 가지고 놀았던 **장난감과** **사진**에 의한 '**회상법**'을 활용하면 **인지 기능이 개선**됩니다

옛날에 유행한 자신이 즐겁게 가지고 놀았던 장난감과 영상을 보며 추억에 대해서 이야기를 나누는 '회상법'은 뇌를 활성화하여 정신 상태를 안정시켜 인지증이 진행하는 것을 억제할 수가 있습니다.

우리 병원에서도 작업치료사가 옛날 장난감과 사진, 젊은 시절에 유행했던 영화 비디오 등을 함께 보면서 옛날 추억담에 대한 이야기꽃을 피우고 있습니다. 그룹으로 실시할 뿐만 아니라, 가정에서 가족 앨범 등을 가져와서 개별적으로 '회상법'을 실시할 수도 있습니다.

과거를 회상하는 방식으로 자신의 삶의 가치를 재발견하고, 당시의 기억이 되살아나 감정이 활성화될 것입니다. 인지증 환자의 '말하기, 듣기, 의사소

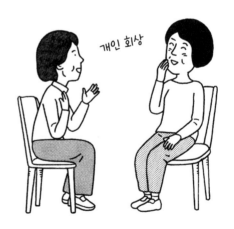

개인 회상

통'을 한다고 하는 자발적인 행위가 인지증이 진행하는 깃을 느리게 하는 효과로 이어집니다.

■ 개인 회상법

1대 1로 실시하는 '개인 회상법'은 키워드를 바탕으로 자신에 대한 이야기를 하는 방식입니다. 직장이나 결혼 등의 키워드로 집에서 가져온 기억은 단지 정겹고 마음을 진정시킬 뿐만 아닙니다. "나는 이런 인생을 걸어왔다."라고 회상하도록 하는 것도 인지증에 걸린 환자가 잃어버린 자신감을 회복하는 계기가 될 수도 있습니다.

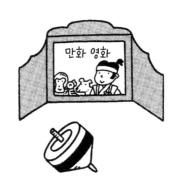

■ 그룹 회상법

5~6명 정도의 복수 단위로 행하는 것이 '그룹 회상법'입니다. 이 회상법은 단순한 추억을 이야기하는 것뿐만 아니라, 어린 시절의 노래를 부르거나 정겨웠던 장난감을 만지거나 할 수도 있습니다. 이렇게 오감을 자극하여 더욱 선명하게 기억이 되살아나고 또 뇌도 활성화됩니다.

'회상법'은 1960년대에 미국의 정신과의사인 로버트 버틀러가 고안한 정신요법이다.

처음에는 노인의 우울증 치료에 사용되었는데, 장기간에 걸쳐서 실시함으로써 인지 기능이 개선되는 것을 발견하고, 지금은 인지증 환자의 재활에 이용되고 있다. '회상법' 효과는 국립 장수의료원연구센터에서 검증되었으며, '회상법'을 실시한 사람은 실시하지 않았던 사람에 비해서 인지 기능이 개선되었다는 결과가 나오고 있다.

그룹 회상법은 동료들과 지내왔던 시절을 회상하며 이야기를 나누고 의사 표현도 할 수 있습니다. 추억을 공유할 수 있는 동료와 만난다는 것은 새로운 기쁨을 안겨주기도 하는 것입니다.

개인 회상법과 그룹 회상법은 전문 작업치료사가 있는 시설에서 자주 행해지고 있는 방법입니다. 하지만 회상법은 환자가 '옛날을 기억해 주는' 것이 목적이기 때문에, 반드시 형식을 갖출 필요는 없습니다. 최근에는 고령자가 청춘 시절을 보냈던 옛날에 유행했던 포스터를 벽에 부착하고 있는 요양 시설도 있습니다. 이것도 회상법입니다.

여행을 다녀올 때 사왔던 기념품이나 옛날 사진을 장식해 보거나, 흘러간 노래를 불러 보기도 하고, 가정 간병에서도 부담 없이 시도할 수 있는 방법입니다

※ 간호사나 복지사 등 전문직 관계자 분들은 가족들에게 권유해 보시기 바랍니다.

지금 **환자가 할 수 있는 일**에 눈을 돌려봅시다 '**사람**'은 **칭찬**을 받으면 **자존심**을 되찾는 법입니다

앞에서도 언급했지만, 인지증 환자가 할 수 없는 점에 대해서 문제 삼는 것보다 스스로 할 수 있는 일에 관심을 가져 보아야 합니다. 우리 병원의 직원들은 그 사람이 할 수 있는 일을 확실하게 칭찬하려고 노력하고 있습니다.

그룹 단위로 실시하는 재활 시간에는 앞장서서 의자를 일렬로 정돈해 주는 인지증 환자가 있으면 직원이 "○○씨가 가장 먼저 움직여 주어서 도움이 됩니다."라고 칭찬합니다.

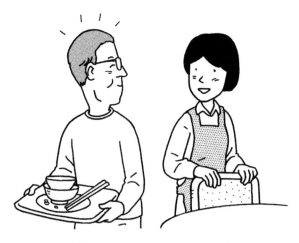

칭찬해 주는 것이 무엇보다도 가장 중요

그 재활 시간에 자신의 옛날이야기를 해 주면 직원이 "○○씨는 이야기를 잘하시네요." 하고 칭찬합니다.

가족이 인지증에 걸린 환자를 칭찬하는 것은 좀처럼 있을 수 없는 일입니다. 그 이유는 가족은 환자가 건강하고 정신이 맑았던 과거를 기억하고 있기 때문입니다. 옛날에는 무엇이든 할 수 있었던 사람인데, 왜 이렇게 아무것도 할 수 없게 된 것인가……. 이러한 점에 대해서만 관심을 쏟고 있습니다.

따라서 환자의 과거를 모르는 시설 직원들은 '환자가 지금 할 수 있는 일'에 눈을 돌리게 하고 칭찬합니다.

이러한 방법이야말로 전문직 치료사가 할 수 있는 기술입니다. 식탁 준비, 주변 정리, 옛날이야기, 잡초, 계산, 노래방……. "잘하셨어요. 잘하시네요." 하고 칭찬하는 것이 칭찬받을 일이 적은 인지증 환자에게 칭찬을 받을 수 있는 동기의 원천이 될 것입니다.

칭찬은 연쇄 효과를 낳습니다. 인지증 환자에게 가장 쾌적한 자극은 '미소'입니다. 사람은 칭찬을 받으면 누구나 미소를 띱니다. 주위 사람들이 웃는 얼굴로 즐거운 분위기를 만들면 인지증 환자들은 편안함을 느끼며 안정된 정신 상태를 유지할 수 있습니다.

미소는 친근함을 느끼게 하고, 거기에서 대화의 기회를 발생시킵니다. 우리는 나이를 먹으면 여러 가지의 기억들을 상실해 가고 있지만, 인지증 환자는 특히 그러한 자각 증상을 느끼고 있습니다. 주위로부터 소외당하고 무슨 일을 해도, 무엇을 봐도 재미가 없고 고독하다고 느끼고 있습니다. 하지만 말을 나누는 것으로 외로움을 치유할 수 있습니다.

타인으로부터 칭찬을 받을 수 있는 것은 자신의 존재감과 자신이 행한 일을 평가받는다고 하는 것입니다. 타인으로부터 평가받을 정도로 기쁘고 의욕이 생기는 것은 아닙니다. 인지증 환자들도 그러한 삶의 보람이 필요합니다. 할 수 있는 일이 줄어 드는 질병이 진행되는 과정 속에서 그 사람에게 어울리는 적합한 역할을 할 수 있도록 해 주어야 합니다.

집에서는 세탁물 분류와 정리, 데이케어 서비스 및 재활 시설 안에서 직원처럼 식탁을 준비하거나 차를 준비하게 하는 등, 일상생활에서 해야 하는 일에서 자신이 담당할 일을 해낼 수 있도록 하는 것이 뇌 활성화를 촉진합니다.

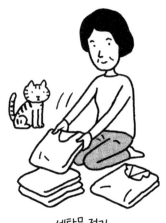

세탁물 정리

'문제 행동'은 헝클어진 실뭉치를 푸는 기분으로 접근하는 것이 요령

우리 병원의 간호부장은 병원 개원 시절부터 근무해 온 베테랑입니다. 그녀는 인지증 환자가 난폭하고 비정상적인 행동을 하는 것에 대해서 본인의 머릿속이 혼란스럽고, 실뭉치가 복잡하게 헝클어진 듯한 상태라고 설명하고 있습니다. 그리고 그것을 무리하게 제지하려고 하면 헝클어져 있는 실의 한쪽 끝을 무리하게 당기려는 상태이며, 더욱더 엉망진창 상태에 놓인다고 설명하고 있습니다.

얽혀 있는 실뭉치는 한쪽을 끌어당기면서 또 다른 한쪽을 풀어가는 동안에 자연스럽게 풀리게 된다고 합니다.

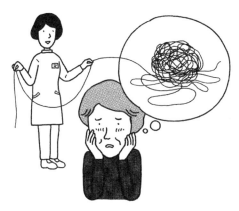

실뭉치가 헝클어져 있는 상태

이와 동시에 인지증 환자가 일으키는 문제 행동에 대해서도 왜 그러한 행동을 하는지, 그리고 여기에는 무언가가 원인이 있었을 것이라고 생각하고 환자에게 다가가면 차츰 안정될 것입니다.

구체적인 예를 들면, 병동 건물의 창문을 떼어서 보관하고 있는 입원 환자가 있었습니다. 그 환자의 경력을 살펴보니 유리 가게에서 근무했던 사람이었습니다. 또 병동의 소방 호스를 들고 나가는 입원 환자의 직업은 소방관이었습니다. 학교 교사였던 입원 환자는 병실 벽에 분필로 멋지게 글자를 써놓기도 합니다. 이러한 현상들은 환자 각자가 직장에서 활약했던 현역시절을 살고 싶다는 것을 의미합니다.

간호부장의 설명에 따르면 이러한 문제 행동을 목격하고 그 이유를 분석해 보니 본인의 머릿속에 남아 있는 자기만의 세계에 부합되게 대응한다고 합니다.

"저는 무수히 많은 일을 겪어와서 환자들과 대화를 하게 되면, 제가 때로는 영화배우가 되기도 하고, 본심을 숨기고 거짓말쟁이가 되기도 합니다."라고 간호부장은 고백합니다.

예를 들면, "나한테 좋은 것이 있으니 당신에게 주겠다."라고 말하더니 똥 덩어리를 준 적이 있었습니다. 그래서 "고맙다."라고 인사하고 그것을 헝겊으로 받았다고 합니다. 직원이 밤에 병동을 순찰할 때 입원 환자가 복도에서 자고 있으면 베개와 이불을 가져다가 덮어 주는 식으로 응대하면서 간호부장은 "왜 이런 행동을 하는가?"를 생각합니다.

간호부장은, 똥 덩어리는 환자 본인이 혼자 만들어 낸 보물이었을지도 모르고, 복도에서 자고 있던 분은 환자 자신이 입원해 있는 호실이 어딘지를 몰라서 그런 행동을 했을지도 모른다고 설명하고 있습니다.

어느 할아버지 환자가 정원에 피어 있는 빨간 튤립을 전부 뽑아 버린 적도 있었습니다. 빨간 꽃이 토마토라고 생각하고, 아이에게 맛있는 토마토를 먹이고 싶어서 뽑았을지도 모릅니다. 또 밭일을 도와주려고 생각하고 그런 행동을 했을지도 모릅니다.

할머니 환자가 더러운 빨래를 옷장 깊숙이 숨겨 놓았던 적이 있는데, 그 이유는 더러운 빨래를 어떻게 뒤처리해야 하는지를 몰라서 그런 행동이 나왔는지도 모르고, 또 더렵혀진 사실 때문에 패닉 상태가 되어 그것을 은폐하려고 옷장 속에 숨겼을지도 모릅니다.

이 두 가지 문제 행동 사례의 배경에는 가족이나 주위 사람에게 폐를 끼치고 싶지 않고, 자기 스스로 할 수 있는 일은 자신이 해내고 싶은 마음이 있기 때문에 발생할 수 있습니다.

젊은 간호사가 야간에 병실을 순찰하고 있을 때, 문득 잠에서 깨어난 인지증 환자가 그녀를 발견하고 말을 걸었다고 합니다.

"젊은 아가씨가 이런 한밤중에 돌아다니면 위험해요. 집에 데려다 줄까?”

이런 말을 건넨 사람은 평상시에는 말을 잘하지 못하는 나이가 많은 남성이었습니다. 이분은 어디에서 근무했었는지는 몰라도 친절한 마음씨는 손상되지 않았던 것입니다.

인지증 환자가 보여 주는 문제 행동을 단순히 '문제 행동'으로 결론을 내리지 말고 그 이유에 대해서 깊숙이 생각해 주셨으면 합니다.

'앓아 누워 있는' 상태에서 '일어날 수 있고, 걸을 수 있는' 상태까지 도달하는 재활 치료의 3요소란 무엇인가?

인지증 증세 자체는 회복할 수 없어도 신체 쇠약이나 의욕 저하는 재활 치료로 회복이 가능합니다. 그야말로 병실에 누워 있기만 하던 인지증 환자가 앉을 수 있게 되고, 그중에는 걸을 수 있게 되는 사람도 있습니다. 핵심 포인트는 뇌에 대한 자극입니다.

뇌를 자극한다고 하는 것은 '신체를 움직이고, 생각하고, 심리적으로 만족하는' 상태 등 3가지 요소를 가능하면 한꺼번에 도입하는 것이 핵심 포인트입니다.

작업치료사가 재활 프로그램을 만들고 있는데, 그 구체적인 항목은 '라디오 체조하기', '사람과 대화하면서 산책하기', '좋아하는 음악을 감상하기', '종이접기와 그림 그리기 등 손을 사용하는 행동하기' 등 입니다.

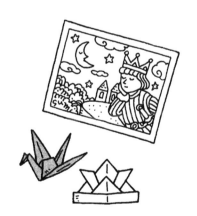

기본적인 목표는 즐겁게 행동함으로써 본인이 싫어하면 다른

방법을 선택하도록 대안을 마련합니다. 또 손끝을 사용하는 작업은, 목적이 있으면 하고자 하는 의욕이 높아지는 법입니다.

예를 들면 종이접기의 경우는 '편지에 붙여서 손자에게 보낸다'고 하는 방식입니다.

인지증 재활 치료는 환자가 참여해서 즐겁다고 생각해야만 효과를 발휘할 수 있습니다. 본인이 원하지 않는 재활 치료를 억지로 강요할 수 없습니다. 본인이 좋아하는 것, 하고 싶은 것 등을 우선시해서 '재활은 즐겁다', '기분이 좋다'고 느끼도록 프로그램을 개발하는 연구가 필요합니다.

또 재활 치료를 아무리 열심히 해도, 그 외의 시간에는 침대에 누워있는 상태로 되돌아가면 치료효과는 없습니다. 일어나서 돌아다니는 것이 어려울 때는 가능하면 '앉아 있은 상태'를 유지하도록 해야 합니다. 앉아 있는 것만으로도 근육이 자극되기 때문에 결과적으로 뇌의 활성화에 도움이 됩니다.

그러나 강제로 무리해서 재활에 참여하도록 하면 인지증 증세를 촉진하는 스트레스가 될 뿐입니다. 환자가 싫어하는 분위기를 보이면, 우선 재활 치료를 중단하고 본인이 좋아하는 음악을 듣고, 추억의 물건에 대해서 이야기도 하고, 기분이 안정화될 때까지 기다려야 합니다. 환자가 싫어하지 않으면 손을 잡아주는 등 신체의 일부를 접촉하면 환자는 안심하게 됩니다.

인지증 환자는 기억을 잃은 상태에서 간호를 받는 강요된 생활을 하고 있지만, 아무것도 모르는 '어린애'는 없습니다. 본인의 의사를 존중하고 존경하는 마음을 가지고 다가가야 합니다.

환자와의 거리를 순식간에 **좁혀 주는** '악수'의 **놀라운 효과**는 무엇을 의미하는가?

우리 병원은 입원 병동이 8개가 있습니다. 나는 매일 1개 내지 2개 병동을 회진하고 있습니다. 이른바 병원장 회진입니다. 그런데 사람들은 이것을 '악수 회진'이라고 합니다.

사람들이 이렇게 표현하는 이유는, 나는 회진할 때 병실의 입원 환자 모두에게 악수를 하면서 회진하는 방식을 취하고 있기 때문입니다. 인지증뿐만 아니라 정신분열증이나 우울증 등으로 입원해 있는 사람도 많은데, 미소 띤 얼굴로 "오늘은 안색이 좋다."라고 말하거나 "매우 건강해졌군요."라고 말을 건네면서 돌아다니며 양손을 내밀면 환자는 두 손으로 내 손을 꼭 잡으며 악수하고 놓아 줍니다.

나의 '악수 회진'은 각 병동을 매주 같은 요일에 돌기 때문에, 일주일에 한 번 회진을 하게 되는 셈입니다. 정신과 병동은 장기 환자가 많으므로 '악수 회진'에 익숙한 환자가 많으며, 악수할 때 힘을 넣어 주는 방법을 통하여 환자의 건강과 기력을 어느 정도 알 수 있습니다.

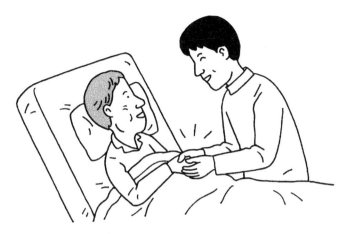

환자와 커뮤니케이션은 '악수 회진'

　그중에는 병원장 회진 날은 아침부터 화장하고 기다리고 있는 여성 인지증 환자도 있습니다.

　손을 잡는 행위에는 신비로운 힘이 있습니다. 일본인은 별로 악수하는 습관이 없는 것으로 알려져 있지만, 아이돌 연예인들이 행하는 '팬 서비스 악수회'에는 팬들이 많이 모여들고 있으며, 선거유세가 시작되면 후보자는 하루에도 수백 명과 악수를 하고 있습니다. 그 어떠한 말보다 단 몇 초 동안 악수를 하는 쪽이 인상 깊이 기억에 남는 경우도 적지 않습니다.

　악수를 하면 상대방과의 거리를 단축할 수 있습니다. 나의 경우는 의사와 환자의 관계이므로 아무리 상냥한 말을 걸어도 의료인의 치료로 받아들이지만, 악수를 하면 대등한 인간으로서 수평 관계를 이루게 됩니다.

또 신뢰 관계도 생깁니다. 반대로 말하면 신뢰하고 있기 때문에 악수를 하는 것이 아니라, 악수를 했기 때문에 서로 신뢰할 수 있게 되는 것입니다. 까다로운 환자가 악수는 왠지 좀 어색하다고 생각하는 경우에는 내가 적극적으로 환자와 같은 눈높이까지 자세를 낮추고 다시 악수를 청합니다. 그러면 의외로 표정도 부드러워지고 원만하게 대화를 나눌 수 있습니다.

식사 메뉴는 옛날 전통 음식이 기본이며, '즐거운 식사'에서 정기와 원기를 회복한다

우리 병원에는 약 400명의 입원 환자가 있습니다. 환자들의 아침, 점심, 저녁 식사를 준비하는 직원은 30명의 영양사와 조리사로 구성되어 있습니다.

환자들의 기본적인 메뉴는 의사, 간호사, 영양사, 약사, 작업치료사 등이 모여 한 사람씩 개개인의 '영양관리 계획'을 짜서 3개월마다 재검토하고 식단 계획을 다시 짜고 있습니다. 환자들을 돌보고 있는 간호사로부터 "이 사람은 체중이 계획대로 회복되지 않기 때문에 칼로리를 조금 더 늘리세요."라는 주문이 나오기도 합니다.

병원 음식이라고 하면 뚝뚝 떨어지는 죽_{걸쭉한 음식}을 떠올리는 사람이 많습니다. 치아가 없는 환자는 어쩔 수 없지만, 치아가 있는 환자는 가능한 한 보통 식사를 먹도록 제공하고 있습니다. 메뉴는 50~60년 이전의 전통 식사가 기본이지만, 점심과 저녁 식사는 생선 또는 고기를 선택할 수 있도록 하고 있습니다. 이러한 방식을 취하고 있는 이유는 입원 환자에게 식사는 커다란 재미 중의 하나이기 때문입니다.

인지증 환자는 "무엇을 먹고 싶다."라든지 "이것은 먹고 싶지 않다."라고 말하는 경우는 거의 없습니다. 하지만 오연성 폐렴의 위험이 있는 환자라서 국물을 배식해 주지 않았는데 "된장국을 먹고 싶다."라는 요청이 있어서, 걸쭉한 된장국을 제공하기 위한 연구를 하고 있습니다.

자기가 식사한 것을 잊고 환자로부터 "오늘은 배식이 느리군요." 하고 배식을 재촉받는 경우도 있습니다. 그럴 때에는 "무슨 말입니까? 아까 드셨는데요." 하고 부정하지 않고, 양은 적지만 요청에 따라서 두 번째 식사를 제공하고 있습니다. 따라서 1일 5식을 죄다 먹어치우는 입원 환자도 있습니다.

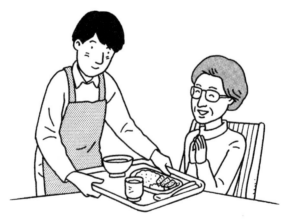

식사는 커다란 즐거움의 하나

식사를 마치고 식기가 되돌려지면 얼마나 남아 있는지 일일이 확인합니다. 음식쓰레기가 계속 늘어나면 다음 식사 때에는 고열량 푸딩 등의 보조식품을 추가로 제공하고 있습니다.

인지중 환자는 자신이 식사한 것을 잊고서 두 번째 식사를 요구하는 경우가 자주 지적되고 있는데, 다른 한편으로 식사량이 적어서 영양실조가 될 수밖에 없는 사람이 적지 않습니다. 정상인이라면 "충분히 먹어 두지 않으면 건강을 유지하지 못한다." 라고 말하면 억지로라도 먹는데, 인지중 환자는 식욕이 없으면 먹지 않게 됩니다.

식욕이 없어도 푸딩이나 단팥죽 등 단 음식은 먹을 수 있는 사람이 많으므로 그러한 영양 식품은 거를 수 없습니다.

PART 15

오연성 폐렴을 방지하기 위한 식사 시중에서 가장 조심해야 할 자세는 무엇인가?

인지증 환자가 식사할 때에 조심하지 않으면 안 되는 것이 오연성 폐렴입니다. 그 이유는 음식과 음료가 식도를 거쳐서 위장에 들어가면 아무런 문제가 없지만, 기관지를 통해서 폐로 들어가면 오연성 폐렴을 일으켜서 생명에 지장을 초래할 수 있기 때문입니다.

건강하고 정상적인 사람도 음식이 잘 못 들어갈 수 있는데, 이럴 경우에는 반사적으로 막혀서_{기침 반사}, 음식과 음료가 폐로 들어가는 것을 막아줍니다. 그러나 인지증 환자는 반사적으로 막는 힘, 즉 기침 반사 능력이 약하거나 음식을 흡인_{吸引}한 사실을 모르는 경우가 많습니다.

흡인을 방지하기 위한 식사할 때의 자세의 핵심 포인트를 소개하겠습니다.

■ 식사 의자의 경우

의자에 앉아 식사하는 경우, 앉는 면_{엉덩이}을 깊숙하지 않게 살짝 걸터앉고 양발에 힘을 주어 바닥에 내디디고, 약간 앞으로 기울인 자세로 식사를 하는 것이 기본자세입니다. 양발이 바닥에 내딛어지지 않았을 때는 의자에서 떨어져서 내려앉을 수도 있음, 발판 등을 두고 양발을 올려놓습니다.

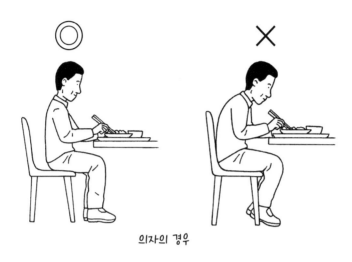

의자의 경우

■ 휠체어의 경우

휠체어에서 식사할 때에는 보통 의자의 자세와 동일하지만, 발판에 올려놓은 발을 바닥에 내딛게 합니다. 발을 바닥에 내딛게 하는 경우에는 먹을 수 있는 식사량이 달라질 것입니다.

■ 침대에서 식사할 경우

침대에서 식사할 때에는 침대를 45~80도 정도로 일으켜 세워서 등받이로 합니다. 다리를 버티는 식으로 해서 무릎 뒤쪽에 쿠션을 놓고 발바닥에 쿠션이나 받침대를 놓습니다. 상체를 수직

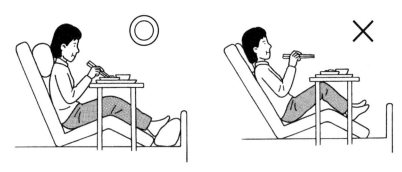

침대의 경우

으로 할 수 없는 경우도 30도 정도의 각도로 일으켜 식사하면 좋을 것입니다.

이때도 환자 스스로 젓가락이나 숟가락을 사용하여 먹도록 하면 흡인의 위험이 낮아집니다.

인지증 환자 중에는 졸립다고 하면서 온종일 꾸벅꾸벅 졸린 상태에 놓인 사람이 있습니다. 이 상태에서 식사와 흡인의 위험이 높아집니다. 이럴 경우에도 눈을 뜬 상태에서 단시간에 영양 식단을 섭취할 수 있도록 하면 좋을 것입니다.

16 식욕을 유발시키는 식사 시중에 대한 4가지 포인트

인지증이 진행되면 식사를 하려고 하지 않거나 먹기 시작해도 중간에서 그만두거나 혹은 다른 일에 정신을 빼앗겨 식사에 집중할 수 없게 되는 경우가 있습니다. 식사량이 부족하면 영양 상태가 낮아지며, 체중이 감소하고 생명 유지가 어려워지거나 감염에 취약하므로 심각합니다. 그래서 식욕을 유발시키는 연구가 필요합니다.

■ 식사가 이루어지지 않는 경우

- 본인이 좋아하는 음식을 제공해 주거나 자신에게 친숙한 식기를 사용한다.
- 반찬을 한 품목씩 따로따로 제공하는 것이 좋은 것인지, 한 접시에 제공하는 것이 좋은 것인지를 살핀다.
- 젓가락이나 숟가락 등을 사용하지 않는 주먹밥이나 샌드위치를 제공해 본다.

■ 식사 시중을 하는 경우

• 식사하고 있다는 점을 자각하도록 본인에게 식기를 가져다
주고, 보호자가 숟가락으로 음식을 입에 옮기도록 한다.

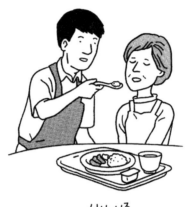

식사 시중

■ 주위가 산만해서 계속해서 먹을 수가 없을 경우

• 식사에 마음을 기울이지 않는 이유를 관찰하고, 그 원인을
제공하는 요소를 제거한다. 예를 들면 창밖의 풍경을 궁금해
하는 것 같으면 커튼을 닫는다. TV에 정신이 팔려 있는 것 같
으면 "TV는 식사가 끝나고 나서 봅시다."라고 말하고 TV의
스위치를 끈다.

• 식사에 집중할 수 있도록 식탁을 벽쪽으로 배치해 본다.

• 식사에 집중을 유도하기 위해 "자, 식사를 계속합시다."라
고 말을 거는 것이 중요하다.

■ 식사 속도가 빠른 경우

• 흡인이나 질식의 위험이 있기 때문에 주의가 필요하다. 그에 대한 대책으로는 작은 숟가락이나 젓가락으로 바꾸어서 한 입에 먹을 수 있는 양을 조절한다. 또한, 보통 식사^{건강한 사람이 먹는 식사}를 먹는 사람으로 간주하고 음식을 제공하는 등, 식사 내용을 바꾸는 것도 한 입이라도 더 먹게 할 수 있다.

고령자에게 무서운 오연성 폐렴을 방지하기 위한 구강 관리에 QOL을 유지하는 의미란 무엇인가?

구강 관리의 목적은 QOLQuality of Life = 삶의 질을 높이고, 구강뿐만 아니라 몸 전체의 건강을 유지하는 것입니다. 자신의 입으로 먹거나 사람과 대화할 수 있는 것도 건강을 유지하는 중요한 요소입니다. 마음껏 먹고 생각한 대로 말할 수 있다는 것은 당연하다고 생각하며, 실은 매우 중요한 요소입니다.

구강 관리의 효과가 특히 높은 것이 오연성 폐렴을 예방하는 방법입니다.

■ 오연성 폐렴의 원인

① 식도로 들어가야 할 음식이 기도로 들어가 버리는 케이스

② 침을 삼킬 때 오연誤嚥: 음식물이 식도가 아니라 기도로 넘어가는 현상을 일으켜 침 속의 세균이 폐에 들어가 발병하는 케이스.

구강 관리는 침의 분비를 촉진합니다. 구강 건조는 음식 찌꺼기나 세균이 구강을 덮고 있어서 침의 분비를 방해하기 때문입

니다. 침이 분비되는 침샘에 칫솔이나 손가락으로 자극을 주면 작동이 활발해지고 침이 나오게 됩니다.

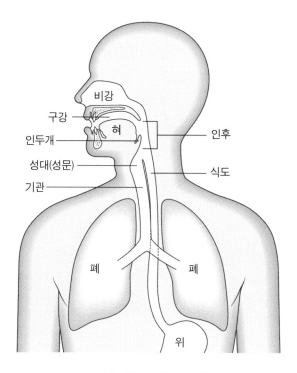

구강, 식도, 기관지의 구조

구강 관리는 잇몸질환의 예방도 됩니다. 치주질환이 있는 사람은 심장병에 걸릴 확률이 높다고 합니다. 잇몸과 입안의 점막이 상처와 그 상처 부위로부터 구강 안의 내 잇몸에 있는 병균이 혈액 속으로 들어가서 동맥경화를 일으키는 원인이 되고, 나아가서는 심근경색이나 협심증 등이 발병할 수 있다는 것입니다.

또한, 치주질환은 당뇨병의 발병 위험을 높입니다. 최근의 연구에 의하면 치주질환에 의한 잇몸의 염증이 당뇨병을 발병·악화시키는 것으로 알려져 왔습니다. 혈중에 잇몸의 병균이 들어가면 혈당을 낮추는 인슐린 작용을 방해하게 됩니다.

PART 18 — 언어치료사(ST)의 새로운 역할 참여가 인지증 간호를 변화시킨다

언어 청각전문인은 영어로 'Speech-Language-Hearing-Therapist'이며, 이것을 줄여서 'ST'라고 표현하고 있습니다. 이들은 언어 및 청각뿐만 아니라 음식 섭취와 삼킴 능력 등의 장애에 따른 훈련 및 지도를 실시합니다. 보통 우리는 언어로 서로의 마음과 생각을 전하고 있지만, 언어 장벽이 있으면 그것이 어렵습니다. 구강은 언어를 표현하는 기관인 동시에 음식을 먹는 기관이기 때문에 음식 섭취에 문제 발생이 유발될 수도 있습니다. 이 모든 것을 담당하는 전문가가 언어치료사입니다.

언어 청각전문사는 의료기관, 보건 시설, 복지 시설, 교육기관 등에서 활동하고 있는데, 여기에서는 인지증에 걸린 환자의 '실어'와 '연하삼킴 작용'를 소개하겠습니다.

■ 실어

한마디로 말해서 실어증에도 증상은 다양합니다. 머릿속으로는 알고 있는데 말이 나오지 않거나 타인이 말하고 있는 내용을 이해하지 못해서 질문에 대답할 수 없는 경우가 있습니다. 자신이 하고 싶은 말이 좀처럼 나오지 않거나, 생각과 다른 단어가 나와 버리는 경우도 있습니다.

실어증은 뇌졸중이 발병한 직후에 나타날 수 있지만, 인지증은 증상이 발생된 중기 이후에 나타나는 경우가 적지 않습니다. 대뇌의 말을 주관하는 부위언어중추가 손상되었기 때문에 실어증이 생기는 것입니다.

손상된 뇌세포는 재생되지 않지만, 그 대신 다른 뇌세포가 활성화되어 지금까지 계속되어 온 신체의 기능을 유지하려는 능력이 인간의 뇌 속에 있습니다. 그 능력을 끌어내어 실어증을 치료하고자 하는 전문가들이 언어치료사입니다.

이를 위해서는 문자나 그림을 통해 단어를 발음하거나 호흡이나 발음 연습, 입술이나 혀, 구강 체조 등을 실시합니다.

■ **연하** 嚥下: 삼킴 기능

언어 청각 전문가는 연하, 즉 음식을 삼키는 기능이 부족한 사람의 훈련도 시행합니다. 삼키는 기능이 쇠퇴하는 원인은 주로 두 가지가 있습니다. 하나는 삼키는 데에 필요한 근력 저하, 다른 하나는 삼킬 때에 뇌의 명령에 대한 반사작용의 저하입니다. 후자의 치료는 전문성이 높기 때문에 언어치료사 등 전문가와 함께 상담해야 합니다.

삼킴 기능에 필요한 근력 쇠약은 근육 트레이닝으로 개선합니다. 먼저 식사 전에 준비운동, 통칭 '연하운동_{삼키는 운동}'을 소개하겠습니다.

① 입을 오므리고 심호흡을 한다.

② 목을 상하좌우로 옮긴 후 회전시킨다.

③ 어깨를 아래위로 올렸다 내렸다를 반복한다.

④ 양손을 깍지를 끼고 머리 위로 올리고 몸을 좌우로 굽힌다_{가슴 운동이 목적임}.

⑤ 뺨을 부풀리거나 원상태로 되돌리거나 한다.

⑥ 혀를 내밀었다가 들여 넣기를 반복한다.

⑦ 혀로 입의 좌·우측을 마사지한다.

⑧ 숨을 힘차게 들이키다가 멈추고 속으로 '하나, 둘, 셋'을 세고 내쉰다.

⑨ "Pa……, Ta……, Ka……, Ra……" 하고 발음을 한다.

⑩ 마지막으로 입을 오므리면서 심호흡을 한다.

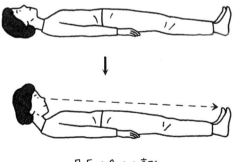

목 들어 올리기 훈련

이러한 운동을 가능하면 3세트, 어려우면 1세트를 해도 좋습니다, 식사 전에 해야 합니다. 이 운동을 해도 식사 도중에 막히는 경우가 많다면 이비인후과 또는 재활의학과에 가서 진찰을 받고 진단을 받아 보기 바랍니다. 이때 "삼키는 체조를 식사 전에 해도 막히기 때문에 병원을 찾아왔다."라는 말 한마디를 건네는 것만으로도 전문가에게는 올바른 판단 근거가 됩니다.

다음에는 '목 리프팅 훈련'입니다.

삼키는 데 필요한 근육 강화, 그리고 음식을 삼킬 때 기관지에 유입되는 것을 방지해서 음식을 식도로 들어가기 쉽게 하는 효과가 있습니다.

고개를 위로 향하고 어깨를 바닥에 붙이고 눕습니다. 그리고 고개를 들어 올립니다. 고개를 들어 올릴 때 발가락 쪽을 바라보게 합니다. 30초 동안 계속 들어 올리고, 30초 동안 휴식하고 또 들어 올립니다. 이것을 3회 정도 반복합니다.

다음에는 그 자세 그대로 30번 연속으로 머리를 올리고 내리고를 반복합니다. 이때 숫자를 세면서 확실하게 발성 연습을 하면 더 효과적입니다.

이것을 1일 3회, 6주간 계속 반복하십시오. 그러나 세트 횟수보다 주목할 것은 훈련 시기가 6주라는 기간입니다. 세트 횟수는 적게 해도 6주 이상 계속하여 실시하는 것이 중요합니다.

'좀 어렵지 않을까?' 하고 생각하는 사람은 더 빠른 방법이 있습니다.

다른 방법은 '연하—이마 체조'입니다. 한 손을 이마에 강하게 누르고 천천히 다섯을 세면서 반복적으로 누릅니다. 그 후 1에서 5까지 숫자를 세면서 손의 누르는 힘에 저항하여 아래쪽을 향해야 합니다. 구체적으로는 발가락을 보게 합니

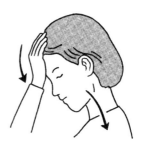

연하 — 이마 체조

다. 이 동작을 본래는 3세트 정도 실시하는 것이 좋지만, 어렵다면 2세트 정도 실시해도 상관없으므로 매일 계속 훈련을 합니다. 우선 계속적으로 반복하는 것이 가장 큰 목적이므로 환자에게 맞는 횟수를 설정하면 좋습니다.

어린 시절 축제 때 사서 즐겼던 사람도 많은 '삐로삐로 피리'가 떠올려질 것입니다. 이 피리를 부는 동작으로 코와 입을 가리는 연구개라는 근육을 강화하고 부드러운 삼킴 기능을 촉진시키는 훈련입니다. 또 풍선을 부는 동작 등은 '블로잉 훈련Blowing Traing'으로 효과가 있습니다.

훈련할 때에는 페트병에 물을 넣고 거기에 빨대를 꽂고 최대한 숨을 불어넣어서 계속 "뽀글뽀글" 하고 소리를 내고, 초를 세면서 숨을 계속 쉴 수 있을 때까지 계속 붑니다.

옛날에 TV에서 방영했던 「아기 돼지 세 마리」를 소재로 한 방송 프로그램에 나왔던 아기 돼지 이름인 '푸'를 생각하며 "푸우…… 부우…… 우우…… " 하고 거품을 내보기 바랍니다. 사이에 휴식시간을 두고 3세트 정도 반복하면 좋을 것입니다. 또 수량을 조절하면 강약을 붙일 수 있습니다. 각 환자에게 적합한 양으로 시작해 보십시오.

　마지막으로 소개하려는 것은 노래방입니다. 최근 노래방 효과는 '건강 노래방'으로 주목받고 있습니다. 노래방은 삼킴 기능에도 효과가 있습니다. 음정에 높낮이가 붙은 곡은 특히 효과가 있습니다. 또 전통가요인 엔카의 가창법에 '고부시'라는 곡조를 강조하는 창법이 있습니다. 힘껏 발을 내디디고 배에 힘을 주며 노래하는 것으로서 더욱 강한 '고부시' 창법으로 발성되는 것으로 알려져 있습니다.

　지금까지 소개한 방법들은 고령자 사망 원인의 상위를 점유하

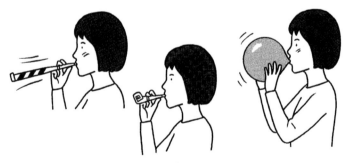

블로잉 훈련 Blowing Traing

고 있는 오연성 폐렴의 예방에도 효과가 인정되고 있으며, 누구라도 집에서 할 수 있는 동작입니다. 무엇보다 계속 시행하는 것이 중요합니다. 무리하지 않고 계속할 수 있도록 메뉴를 조합하면서 해야 합니다.

환자의 이야기를 듣는 치료요법으로 본인의 기억을 되살리는 '자기의 역사' 만들기의 놀라운 효과

PART 19

인지증 환자와 의사소통 방법의 하나로 '자서전' 만들기가 있습니다. 어떤 가정에서 태어나 어떠한 어린 시절을 보냈으며 학교에서 무슨 일이 즐거웠는지, 어떤 친구가 있었는지, 사회에 나와서는 어떤 생활을 했는지, 결혼 생활과 가족 이야기 등을 시간을 두고 메모하면서 듣기, 조각난 기억을 한데 모아서 '자기의 역사'를 정리합니다.

인지증 환자는 증세가 중증重症 정도에 이르면, 어린 시절과 젊은 시절은 선명하게 기억하고 있는 경우가 많습니다. 아무도 듣지 않았으며 말할 기회가 없었기 때문에 그러한 사연들이 기억의 밑바닥에 가라앉아 있지만, 대화를 하면서 물어보면 기억 속에 파묻혀 있었던 기억을 부활시킵니다. 과거를 생각해 내려고하는 의지가 작용하여 뇌가 활성화하고 치매의 진행을 억제할수 있는 것도 '자서전' 만들기의 효과 중의 하나입니다.

요양 시설 등에서 이러한 '자서전'을 정리하면, 지금까지 본인으로부터 단편적인 이야기만 들었던 직원도 그 사람의 전체적인 면을 알 수 있습니다. 직원이 '자기의 역사'를 공유하면 다시 환자에 대한 존중심도 생깁니다.

집에서 인지증 환자를 간호하는 경우, 대화 내용을 발설하기가 곤란할 것 같으면, 요양 시설에서 "자기의 역사"를 만드는 것은 대화의 실마리가 될 수 있습니다. 특히 자기 부모 혹은 배우자를 간호하고 있는 사람은 대화를 싫어하는 사람이 적지 않지만, '자서전' 만들기를 위한 목적이 있으면, 환자의 기억을 끌어 내기 위해서 대화의 계기를 마련해 주거나 화제를 내놓을 수 있도록 활력을 주면 대화에도 탄력이 붙을 것입니다.

작성 기간은 몇 주 혹은 몇 개월이 걸릴 작업일지 모르지만, '자기의 역사'를 정리하면 환자분에 대한 견해가 지금까지와는 달라질 것입니다.

왜 고령자 데이케어가 인지증 치료에 유효한지에 대한 6가지 포인트

지금까지 언급한 바와 같은 간병 케어는 데이케어, 시설 재활 등의 간병 서비스를 활용할 수 있습니다. 요양 시설에서 진행되는 치료는, 가정 간호로는 집에 틀어박히기 쉬운 인지증 환자들의 심신을 개선하고 안정화하는 데에 중요한 간병 서비스라고 할 수 있습니다.

우리 병원의 데이케어는 인지증뿐만 아니라 정신분열증이나 우울증 환자도 이용하고 있습니다환자 픽업 스케줄 포함.

정원은 50명인데, 매회 30~40명이 참가하며, 6명의 직원이 도와 드립니다. 음악치료 외에 탁구, 걷기, 마작, 소프트볼, 배구, 가라오케 등의 메뉴가 있습니다.

■ 데이케어day care의 하루 일정

   08시 40분: 개실

   09시 20분: 준비

   09시 30분: 아침 미팅 · 라디오 체조

10시 00분: 프로그램 시작

12시 00분: 점심 식사·휴식

13시 00분: 오후 프로그램 시작

15시 00분: 귀가 회의

15시 20분: 종료

16시 00분: 폐실

① 간병인이 외출할 수 있다

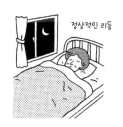

우리 병원뿐만 아니라 대부분의 데이케어는 픽업 프로그램을 동시에 실시하고 있으며, 픽업 방식에 의해서 인지증 환자를 받아들이고 집에 귀가시킬 수 있으므로 가족들이 안심하고 외출할 수 있습니다. 가족은 그동안 느긋하게 휴양을 취할 수도 있으며 쇼핑이나 청소 등 자기 개인의 용무를 볼 수 있습니다.

② 규칙적인 생활

인지증 환자는 집에 있는 동안에 감각이 희미해져 있으며 낮에 자고 저녁에 일어나는 생활을 하는 것이 불가능합니다. 아침에 일어나 외출해서 프로그램을 소화하고 저녁에 귀가하므로 생활 리듬이 생깁니다.

③ 체력이 붙는다

프로그램에는 산책이나 탁구 등 가벼운
운동이 포함되어 있습니다. 신체를 움직
일 기회가 없는 인지증 환자는 체력이 쇠
약해지기 쉽지만, 데이케어에 다님으로
써 체력이 떨어지는 것을 방지할 수 있습
니다.

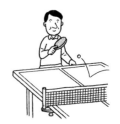

④ 동료 만들기

인지증 환자가 새로운 인간관계를 구축
하는 기회는 별로 없는데, 함께 프로그
램에 참여하는 사람과 낯익은 얼굴이
될 수 있고, 마음이 맞으면 친해질 수
있습니다. 이것도 데이케어에 다님으로
써 얻을 수 있는 효과입니다.

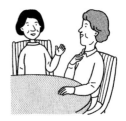

⑤ 취업 기회

우리 병원의 데이케어는 취업을 목표로
하는 사람은 물론, 자신에 대한 이해를 높
이고 싶은 사람을 위해 '취업 준비'라는

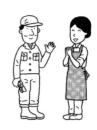

프로그램을 시행하고 있습니다. 인근의 취업 지원 시설에서 인지증 환자, 특히 젊은 층의 인지증 환자가 할 수 있는 일을 찾을 수 있습니다.

⑥ 전문가와 상담할 수 있다

인지증 환자를 집에서 간호하고 있는 가 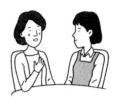 족은 어떻게 상대해야 할지 망설이는 경 우가 적지 않습니다. 자신의 부모가 인지 증 환자인 경우, 자신을 키워 준 부모이기

때문에 슬픔, 분노 등의 감정이 북받쳐서 적절히 대응하기가 어려울 수도 있습니다. 그런 고민을 인지증 케어의 전문가인 직원에게 문의하면 그날부터 유용한 조언을 받을 수 있습니 다. 데이케어는 인지증 환자뿐만 아니라 그 가족에게도 효과 가 있습니다.

시설 재활 치료로 '감정실금_{感情失禁: emotional incontinence}'을 이해하는 핵심 포인트는 무엇인가?

우리는 시설 재활도 실시하고 있으며, 작업치료사 및 물리치료사가 그 사람에게 필요한 재활을 실시하며, 신체 기능과 정신 기능의 유지·회복을 목표로 하고 있습니다. 대상이 되는 것은 지원을 필요로 하는 것은 1~2, 간호를 필요로 하는 것은 1~5, 즉 요양보험이 적용되는 사람입니다.

데이케어와 마찬가지로 인지증뿐만 아니라 정신분열증이나 우울증 등의 환자들이 참가하고 있습니다. 이곳은 정원이 35명이며, 평균 27명의 이용자에 대해서 14명의 직원이 도와 드리고 있습니다. 1일간의 프로그램의 흐름은 다음과 같습니다.

■ 시설 재활의 하루 주요 일정

10시 00분: 활동 시작·아침 모임

　　　　 건강 체크·라디오 체조

감정실금(感情失禁)이란?: 약간의 자극에 대해 지나치게 자신의 감정을 설명하며, 이러한 감정 표출을 파악하지 못한 상태를 말합니다. 감정요실금이라고도 합니다. 혈관성 인지증 환자에게서 볼 수 있는 증상입니다.

목욕 · 개별 재활 _{순차}

여가 활동 · 플로어 프로그램

11시 30분: 구강 체조

12시 00분: 점심 식사 · 휴식 _{식후 구강 케어}

13시 00분: 입욕 · 개별 재활 _{순차}

집단 체조 · 산책 · 레크리에이션 활동

플로어 프로그램

15시 00분: 간식

15시 30분: 쇼트 프로그램

16시 00분: 활동 종료 · 종례

귀가 픽업

■ 인지증과 '감정실금'

목욕은 오전과 오후 두 차례 있는데, 물론 입욕 간호가 필요하기 때문에 순차적으로 목욕하는 것은 1인 1회입니다.

작업치료사 및 물리치료사뿐만 아니라 간호 직원과 케어 직원도 지원합니다. 인지증 환자를 위한 프로그램은 특별히 없으며, 사회 복귀를 하는 것이 목적 중의 하나이기 때문에 신체 기능의 유지 · 회복을 주된 프로그램으로 하고 있습니다. 프로그램에는 꽃놀이, 납량 축제, 송년회, 가족 참관의 날 행사, 드라이브나 쇼핑 등 한 달에 두세 차례 이벤트를 마련하고 있습니다.

인지증 환자의 경우 '감정실금'이라고 하는 증상에 따라 감정의 기복이 심해지고, 제어할 수 없게 되어 곧 울거나 분노할 수 있습니다. 직원이 "오늘은 날씨가 좋아서 기분이 좋군요."라고 이야기를 하자마자 울기 시작하거나 갑자기 분노하기 시작했던 환자도 있습니다.

이러한 상황을 접한 직원도 당황할 수 있지만, 어떤 때 분노하는지를 관찰해 보면 옛날의 즐거웠던 추억에 젖어 있거나 멋진 전망을 바라보는 등, 기분이 좋았을 때 말을 걸어서 방해를 받았기 때문에 화가 났을지도 모른다고 이해할 수 있습니다. 본인의 분노 포인트를 알고 있으면, 이럴 때에는 환자의 상태를 살펴보려고 하는 등 접근하는 요령을 파악할 수 있습니다.

즉 인지증 환자는 자신의 말로는 설명할 수 없을지 모르지만, 독자적인 세계관을 가지고 있는 것입니다. 우리 직원들은 환자가 어떤 세계관을 가지고 있는지를 파악하고, 그것을 소중히 여기고 다가가려고 노력하고 있습니다.

갑자기 분노하는 등 감정실금 때문에 고생하는 가족도 적지 않습니다. 어떤 때에 화를 내는지, 어떤 때에 우는지를 관찰하고, 본인이 어떤 세계관을 가지고 있는지를 이해하고, 그것을 소중히 참고해 주셨으면 합니다.

02

인지증
대응 능력 향상하기

이 장에서는 내가 2016년과 2017년에 실시한 '가나가와현神奈川県의 간호 직원 인지증 대응 능력 향상 연수'에서 실시했던 강의를 바탕으로 집필한 내용입니다.

'간호 직원 인지증 대응 능력 향상 연수'는 인지증 환자와 접촉할 경우가 많은 간호 직원에게 환자가 의료기관에 입원한 이후 퇴원하기까지의 과정에 따라 기본 지식이나 다양한 인지증의 증상을 보이는 환자에게 실질적인 대응 능력을 습득하고 동료 간호 직원에 전달함으로써, 의료기관 등이 인지증 케어의 적절한 실시와 매니지먼트 태세를 구축하는 것을 목적으로 한 연수입니다.

인지증 환자의 신체 증상이
'평소와는 다른 점'에서 알 수 있는 것

인지증 환자는 자신의 증상과 신체의 변화 현상을 주위 사람들에게 정확하게 알게 하는 것이 어려워지고 있습니다. 따라서 간호하는 사람이 환자의 신체 상태의 이상한 점을 조기에 발견하는 것이 요구되고 있습니다.

포인트는 '평소와는 다른 점'을 확인할 수 있는 점입니다.

■ 체크 리스트

■ 기상 시간이 느리다.
■ 안색이나 표정이 다르다.
■ 아침을 많이 먹지 않는다.
■ 안정감이 없다.
■ 보행이 이상하다.
■ 침대에 누워 있는
  시간이 길어졌다.

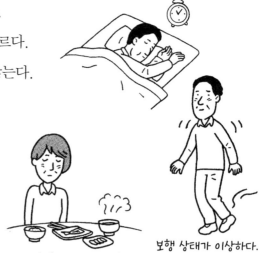

기상 시간이 느리다.

아침을 별로 먹지 않는다.

보행 상태가 이상하다.

평소와 다른 생활 상태에 집중하면 신체 질환을 염두에 두어야 합니다.

"무슨 일이 있으셨나요?", "뭔가 상황이 안 좋은가요?"라는 식으로 질문하는 방법은 잘못된 방식입니다. 그 이유는 이러한 질문내용은 막연하고 어떻게 대답해야 할지 곤란하기 때문입니다.

■ **구체적으로 묻는다**

▨ 머리는 아프지 않습니까?

▨ 컨디션은 좋습니까?

▨ 다리는 아프지 않습니까?

이와 같이 "예" 또는 "아니오"로 곧바로 대답할 수 있는 질문이 좋은 질문입니다.

두통이 있으면 진찰을 받아야 합니다. 혈액검사, 가슴 사진 촬영, 심전도 검사, 초음파 검사, CT컴퓨터 단층촬영 그리고 MRI자기공명영상 등 인지증 환자에게 부담이 적은 검사를 하는 것이 좋습니다. 이러한 검사를 통해 객관적으로 신체 상태를 파악할 수 있도록 해야 합니다.

두통의 원인은 다양하지만, 치료가 시급한 전도넘어짐 에 의한 급성 경막하혈종으로 진단받을 가능성도 있습니다.

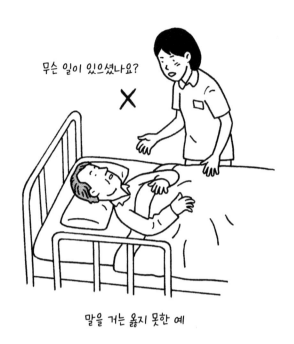

무슨 일이 있으셨나요?

X

말을 거는 옳지 못한 예

  또한, 인지증 환자들이 고혈압, 당뇨병, 고지혈증 등의 신체 질환이 있는 경우, 이러한 질환을 정기적으로 검사하고 치료를 계속하는 것도 치매 케어에는 중요합니다.

  그 외에 대뇌혈관성 치매에서는 이러한 질환을 치료·관리함으로써 치매의 진행을 억제할 수 있습니다.

인지증 환자가 평소와는 다른 모습을 보이면 합병증을 의심해야 합니다

인지증 환자가 합병증에 걸리기 쉬운 질환이 있습니다. 평소와는 다른 모습이 보이면 그러한 합병증을 의심해야 합니다.

■ 노화와 안과적 질환

백내장, 녹내장, 망막박리, 황반변성 등 안과 계통의 질환은 나이가 들수록 많아집니다. 시력이 떨어지거나 시야가 좁아지면 장애물에 걸리거나 갑자기 시야에 들어온 것에 놀라고 넘어지기도 합니다. 그러한 징후가 보이면 안과 계통의 질환일 가능성이 있습니다.

■ 약물 영향

수면제 및 신경안정 작용이 있는 약물은 때로 과도한 진정[필요이상으로 효과가 좋아서 졸음이나 현기증이 일어나는 상태가 되어, 얼떨떨하거나 부작용으로 추체외로 증상錐体外路症状]이 나타날 수 있습니다.

추체외로 증상은 주로 신경계에서 발생하는 약물 부작용입니다. 구체적인 증상은 떨림, 손발이 움직이기 어렵고, 신체 균형을 바로잡기 어려우며, 근육 긴장 이상 증상근육이 굳거나 경련함, 운동 이상증손발과 입, 혀 등이 마음대로 움직여 버리는 현상, 아카시지아다리가 가려워서 가만히 있을 수 없게 됨 등이 있습니다.

감기약이나 알레르기약, 일종의 위장약H2 브록커으로도 의식이 얼떨떨할 수 있으며, 추체외로 증상을 개선하기 위한 항파킨슨병 약물로 의식장애가 일어날 수 있습니다.

■ 골절과 '부상'

넘어지면 골절이나 상처를 입어 침대에 눕게 되거나, 폐용廢用증후군의 상태에 놓이게 됩니다. 게다가 골절이나 부상은 통증으로 인한 고통뿐만 아니라, 기분이나 컨디션에도 영향을 주며 우울증, 짜증, 불면증, 식욕 저하를 초래하고, 더욱더 몸을 움직일 수 없게 되거나 관절의 구축拘縮: 관절 굳어지며 움직임이 나빠짐으로 연결됩니다.

골절이나 부상이 조기에 완치되면 기분이나 컨디션도 회복되지만, 나이가 들수록 골절이나 부상은 치료 시간이 걸릴 수 있습니다. 그 결과 변비, 탈수, 영양 저하, 의욕 저하, 근력 저하, 의식장애 등신체적으로도 정신적으로도 악영향을 미칠 수 있습니다.

골절과 '부상'

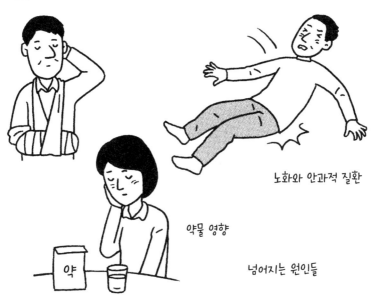

노화와 안과적 질환

약물 영향

넘어지는 원인들

식사 시중을 할 때 **최소한** 알아두어야 할 식사의 유형

　이 내용은 제1부의 15장, 16장, 17장과 동일한 테마인데, 인지증 간호에 있어서 중요한 주제이기 때문에, 제2부에서도 또 다른 관점에서 추가적으로 설명하고자 합니다.

　인지증 환자들이 스스로 식사를 할 수 있으면 좋겠지만, 식사 도우미가 없으면 못 먹는 환자도 있습니다.

　왜 본인 스스로 식사를 할 수 없는 것인지 그 이유를 생각해 봅시다.

　우리는 평상시에는 의식하는 것은 아니지만, 식사 때에는 다음의 3가지를 의식하고 있습니다.

■ **식사의 유형**

　① 섭식攝食 : 음식을 입에 넣는다.

　② 저작咀嚼 : 잘 씹어 소화를 돕는다.

　③ 삼킴연하 : 음식을 삼킨다.

본인 스스로 음식을 입에 넣는 것섭식이 불가능할 경우, 보호자가 숟가락 등으로 음식을 입에 넣습니다. 충분히 씹는 일저작을 할 수 없는 경우에는 죽 같은 유동식으로 합니다. 그리고 음식을 삼키는 것을 못 하는 환자는 경관 영양經管榮養, 링거, 위루胃瘻: 직접 위장에 영양분을 넣는 투여방법 등의 방법이 있다는 것을 염두에 두어야 합니다.

이러한 식사 행동을 환자가 스스로 할 수 있는지의 여부는 보호자가 식사 시중을 하고 있으면 알 수 있습니다. 그러나 이해하기 어려운 것이 삼키는 기능이 저하되어 있는 환자의 오연誤嚥입니다. 즉 음식과 음료가 제대로 식도로 들어가지 않고 잘못된 기도에 들어가 버립니다. 음식과 음료가 기도로 들어가면 기도와 기관지에 세균이나 바이러스가 번식하여 폐렴을 일으킵니다. 이것이 오연성 폐렴입니다.

폐렴을 치료하는 동안, 금식을 해도 폐렴은 나았으나 식사를 다시 시작하면 또 흡인되어 오연성 폐렴이 반복될 수 있습니다. 오연성 폐렴은 중증화되기 쉬우며 생사에 관련된 수많은 질환입니다. 오연성 폐렴이 반복된다면 경관 영양, 링거, 위루 등을 검토할 필요가 있습니다.

인지증 환자들의 식생활 행동에 관해서는 이외에도 입에 넣어

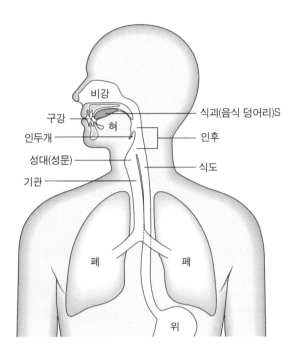

비강

구강

혀

인두개

성대(성문)

기관

식괴(음식 덩어리)S

인후

식도

폐

폐

위

음식물이 입에 머물러 있는 경우

도 삼키려 하지 않고 입에 넣은 음식을 토해내며, 식사 직후인데 식사했다는 것을 잊고 또다시 먹고 싶다고 말하는 경우가 있습니다.

오연성 폐렴을 예방하기 위한 효과적인 근육 트레이닝 방법

폐렴은 65세 이상의 고령자에서는 사망 원인의 4위이지만, 그 중에 인지증 환자에게 폐렴이 가장 많으므로 폐렴 예방이 중요해지고 있습니다.

고령자의 폐렴은 대부분 오연에 의한 오연성 폐렴입니다.

세균을 포함하지 않는 음식의 오연이면 대량으로 오연하지 않는 한 폐렴은 발생하지 않습니다. 폐렴을 일으키는 오연은 음식의 오연보다 박테리아를 포함한 타액^침 등의 분비물을 야간 수면 중에 무의식적으로 오연하는 불현성^{不顯性} 오연의 경우가 많습니다.

이 불현성 오연에 장기간 누워 있는 상태, 신체 움직임 제한, 스트레스 상태, 영양실조 등이 겹쳐서 폐렴이 발병하기 때문에 최초의 오연으로부터 시간이 지나고 나서 발병하는 것으로 판단되고 있습니다.

■ 오연誤嚥과 폐렴

70세 이상의 입원 환자 중 80.1%에 오연이 인정되어 집에서 투병 생활을 하는 노인에게 발병된 폐렴의 92%가 오연에 관련되었다고 보고된 사례도 있다.

노인 폐렴은 초기 증상에서 식욕 부진과 전신 권태감 등의 비특이적 증상을 보이는 경우가 많으며, 발열은 경미하거나 전혀 보이지 않을 수도 있다. 폐렴 발병 시의 탈수는 발열에 의한 땀과 과도한 환기과도한 호흡 상태로 인해 체액이 손실되고 수분 섭취가 제대로 이루어지지 않기 때문에 일어나는 것으로서, 수분 보충링거를 포함을 할 필요가 있다.

정신 증상이 몸 전체에 나타날 수 있고, 어쩐지 기운이 평소보다 둔한 반응 등을 보여서 주위 사람들이 알아차린 경우가 있다.

오연성 폐렴도 일반 폐렴과 마찬가지로 폐렴구균이 주요한 발병 원인을 일으키는 균이기 때문에, 폐렴구균 백신의 접종이 오연성 폐렴 전체의 발병 억제, 예후 개선에 기여할 것으로 판단된다.

또, 오연을 반복하는 환자 중에는 삼키는 기능이 작동하지 않는 환자도 많으며, 이러한 환자에게서는 근본적인 병의 상태 개선은 기대할 수 없다.

■ 고령자 폐렴의 예방법

고령자 폐렴은 구강 내 세균, 약해진 삼키는 기능, 면역력 저하 등이 겹쳐서 일어나기 때문에, 이에 대한 예방은 다면적으로 해야 할 필요가 있습니다.

【구강 내분비 독성 감소】

구강 케어

경비위관_{비강을 통해 위로 이어지는 관}의 제거를 검토

【물리적 예방】

체위[반좌위 半座位: 절반 정도 앉은 모습 의 유지]

위내 용량 모니터

장관 운동 기능의 개선

【면역 기능 개선】

폐렴구균 백신 접종

인플루엔자 백신 접종

치매의 예방 · 개선

마클로라이드계 항생제 장기 투여 검토

【기침 반사 · 연하 기능 개선】

약물 요법 ACE 억제제, 실로스타졸, 테오필린

적절한 각성 수준

과도한 진정제 투여를 피하고 밤과 낮의 정상적이고 규칙적인 시간에 맞는 생활

인지증 환자에게 있을 수 있는
특이 식사, 반측공간무시 증상

인지증 환자는 앞에서도 언급한 바와 같이, 환자 자신의 증상과 신체의 변화를 남들에게 전달하는 것이 어려워지고 있습니다. 평소와 다른 모습을 볼 수 있다면 뭔가 원인이 있을 것입니다. 인지증 환자에게 흔히 발생할 수 있는 사례를 소개합니다.

■ 피카

인지증 환자는 음식이 아닌 물건을 먹어 버리는 경우가 있습니다. 예를 들면 지우개, 신문지, 화장 용품, 애완동물의 사료, 잔반, 때로는 자신의 배설물을 먹어 버리는 경우도 있습니다. 알츠하이머형 인지증 환자는 후각이 쇠약해져서 썩은 음식 냄새를 모르고 먹는 경우도 있습니다. 그 결과 식중독을 일

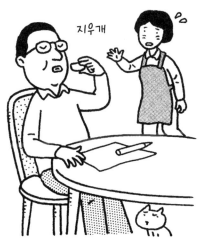

'피카' 증상의 예

으켜 복통, 구토와 설사 등의 증상을 일으킬 수 있습니다. 이러한 증상이 목격되면 피카 가능성을 의심해야 합니다.

■ **반측공간무시** 한쪽 눈의 시각만을 인지하는 증상

인지증 환자들이 식사를 할 때, 반찬을 먹고 남길 수가 있습니다. 이것은 배가 부르거나 반찬에 대한 호불호가 있기 때문이 아닙니다. 시험 삼아 음식의 위치를 변경하면 항상 먹던 위치에 젓가락을 대지 않을 수 있습니다. 이러한 경우는 반측공간무시半側空間無視라고 하는 증상일 수 있습니다. 이것은 뇌졸중 등으로 대뇌반구가 장애를 받아서 반측한쪽에서 어떤 자극시각, 청각, 촉각 등을 인식할 수 없게 되는 증상입니다.

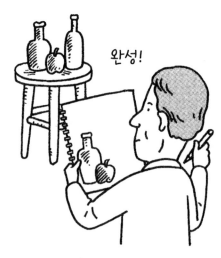

반측공간무시 증상의 예

이러한 현상은 시각적으로는 보고 있는데 뇌가 인지하지 못하는 경우의 증상입니다. 따라서 식사를 할 때에는 한쪽을 간과해 버리고, 보이는 반찬만을 먹고 식사를 끝냈다고 생각하게 됩니다.

이럴 경우에는 환자가 식사하는 모습을 관찰하고, 먹고 남긴 요리를 인식할 수 있는 쪽으로 재배치하는 등의 식사 시중의 노력이 필요합니다.

'그림 그리기'라는 검사에서 그림을 그려 달라고 하면 인식하지 않는 쪽이 완전히 누락된 그림을 그리기 때문에 진단은 쉽지만 뇌 기능을 복구하는 것은 쉽지 않습니다.

반측공간무시는 시각뿐만 아니라 청각에도 장해를 받고 있기 때문에 장애를 받지 못한 측면을 고려해서 말을 거는 등의 배려가 필요합니다.

인지증 환자는 변비 증상에 걸리는 경우가 적지 않습니다. 변비 증상에 놓여 있다고 하는 자각이 없는 경우가 많으므로 보호자가 매일 배설 상태의 유무를 확인해야 합니다.

인지증 환자뿐만 아니라 변비가 계속되면 불편감이 있습니다. 그것은 좌절의 원인이 되거나 큰 소리를 내는 등의 태도로 나타나기도 합니다. 변비의 원인은 여러 가지가 있습니다.

■ **기질성 변비**

변이 배설될 때까지는 장을 통과하는 시간을 필요로 하며, 특히 대장에서 수분이 과잉으로 흡수되어 버립니다. 따라서 변이 딱딱하고 배변이 어려워지고 변비가 발생할 수 있습니다.

그 원인으로는, 예를 들면 대장에 종양이 있어서 변이 장을 통과할 때 장애가 있을 수 있습니다. 또한, 개복 수술을 받은 후에는 장협착이나 장폐색 현상에 의한 증상이 나타날 수도 있습니다.

▪ 기능성 변비

자율신경 특히 부교감신경의 기능이 저하되어 위장의 움직임이 둔해져서 변비가 생길 수 있습니다. 자율신경은 긴장하거나 흥분하면 작동교감과 휴식을 취하고 있을 때 작동하는 부교감신경이 있습니다. 이 자율신경이 호흡과 순환, 소화기관 등을 주관하고 있는데, 자율신경의 기능이 저하되면 위장의 기능이 저하되어 변비가 될 수 있습니다.

우울증, 당뇨병, 파킨슨병 등이 자율신경 저하의 원인이 될 수 있습니다.

▪ 이완성 변비

대장은 연동하면서 음식을 소화·흡수하고 대변을 내보내고 있습니다. 이 연동운동이 저하되면 변이 장내에 정체되어 변비가 발생할 수 있습니다.

장의 연동운동이 저하되는 원인은 노화로 인한 기능 쇠약, 운동 부족, 식사 섭취량이 적기 때문일 수 있습니다.

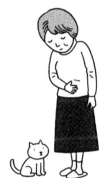

▪ 약물성 변비

약물 중에는 배변을 저하시키는 약이 있습니다. 인지증 환자가 복용할 수 있는 치료약 외에도 항파킨슨 질환 약물, 혈압강하제, 마크로라이드계 항생제, 항암제, 항간질약 등이 있습니다. 배변이 늦어지면 변비를 일으키기 쉽습니다. 원인이 확실하지 않은 변비의 경우에는 약물 복용에 의한 부작용 사례가 있다는 점도 염두에 둘 필요가 있습니다.

인지증 환자에게 발생하기 쉬운
탈수 · 열사병 예방을 위한 체크 포인트

인지증은 탈수 · 열사병에 걸리기 쉽습니다. 가벼운 정도의 경우라면 갈증, 현기증, 메스꺼움, 소변량 감소, 중간 정도라면 전신 쇠약, 메스꺼움, 과로, 중증이 되면 언어의 불명료성, 청색증^피 _{부나 점막이 청자색으로 변화}, 실신 등이 일어나 응급조치를 하지 않으면 죽음에 이릅니다.

인지증 환자가 탈수 · 열사병에 걸리기 쉬운 것은 다음과 같은 이유가 있습니다.

■ 먹는 것에 관한 문제

사람은 소변, 대변, 땀 등으로 수분이 배출되고, 그 양은 하루에 2~2.5리터 정도입니다. 이것과 동등한 수분을 섭취하지 않으면 탈수 현상이 발생하기 쉽습니다. 갖가지 차 등의 음료를 섭취할 것이 아니라, 식사를 하고 난 후에도 수분을 섭취하고 그 양은 약 1리터입니다. 그러나 인지증으로 인하여 식사를 충분히 할 수 없는 사람, 특히 삼키는 기능이 저하되어 있는 사람은 수분을 섭취하지 못해서 탈수증에 빠져 버릴 가능성이 있습니다.

■ 자율신경의 기능 저하

일사병은 땀을 냄으로써 체온을 내려서 수분이 빠져나가는 것을 방지할 수 있습니다. 그러나 인지증에 동반되는 증상이나 약물 영향으로 인하여 자율신경의 기능이 저하되어 땀을 내기가 어렵게 되어 체온 조절이 잘 이루어지지 않아서 열사병을 일으킬 수 있습니다.

■ 실내 온도를 적절하게 유지할 수 없다

인지증 환자들은 더위에 대한 감각이 둔해지고 있습니다. 따라서 더운 날에도 냉방을 하지 않고 생활하게 되어 열사병 증상이 발생할 수 있습니다.

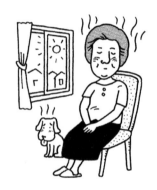

더위에 대한 감각이 둔하다.

■ 계절감과 더위 및 추위가 자신도 모르는 사이에 다가온다

인지증 환자들은 더위와 추위에 둔하기 때문에 여름에도 난로와 난방 보일러 스위치를 켜 버리고, 더운 여름에도 한겨울처럼 옷을 껴입으며, 반대로 추운 겨울에도 얇은 옷을 입고서 지내는 경우가 있습니다.

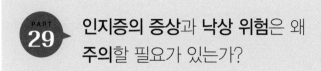
고령자에게 낙상 위험이 있는 것처럼 인지증 특유의 증상도 넘어질 위험이 높습니다. 넘어지는 것은 대퇴골 골절 등으로 이어져서 간병을 요하는 빈도수가 증가하는 커다란 요인이 되고 있습니다.

- 뇌혈관장애-반신마비에 의한 보행장애가 낙상의 위험을 높입니다.
- 레비 소체형 인지증-파킨슨 증상이 나타나기 때문에 자세가 앞쪽으로 기울게 되고, 종종걸음으로 걸으며 돌진하다가 멈출 수 없게 되며, 어지러움이나 실신 등이 발생하여 넘어지기 쉬워집니다.
- 기억장애-안전을 위한 뇌의 지시를 기억할 수 없기 때문에 넘어질 위험이 높아집니다. 또한, 낙상 등의 사고를 낸 후에도 도우미 지원 요청이나 시중을 요청하는 것을 잊기도 합니다.
- 혼란-자신의 위치를 모르고 배회를 계속하다가 넘어질 수 있

습니다.

- 실어증·실인증·실행失行 – 증세에 대한 주의와 지시를 이해할 수가 없으며, 의류·신발을 적절하게 착용할 수 없는 등, 넘어질 위험이 높아집니다.

- 수행 기능장애 – 목적을 가진 일련의 활동을 원활하게 이룰 수 없으므로 낙상 위험에 신경을 쓸 수가 없습니다.

- 배회 과잉행동 – 장시간 동안 배회하므로 넘어질 위험의 기회가 늘어납니다.

- 망상·환각 – 충동적인 행동을 하기 때문에 넘어질 수 있습니다

- 이노성易怒性, Irritability – 갑자기 분노를 폭발시켜 돌발적으로 움직이기 때문에 넘어질 위험이 높아집니다.

- 불안·초조 – 배회를 유발하거나 주의력이 저하되기 때문에 넘어질 위험을 높입니다.

- 수면장애 – 휘청거리는 경우가 있어서 넘어질 수 있습니다. 약물 영향 때문이라고 판단할 수 있습니다.

- 우울증 – 활동성 저하로 인해 보행 기능도 저하되기 때문에 낙상 위험이 높아집니다.

■ 낙상 위험

노인이 넘어지면 골절이 노쇠하게 되며, 낙상할 때 부딪힌 부위의 상태가 나쁘면 생명에도 관련이 있다. 어떠한 유형의 장애로 인해 낙상 위험이 증가하는지를 미국 노년의학회가 산출한 수치에 따르면, 각각 위험 인자가 없는 사람에 비해서 위험 인자를 가지고 있는 사람이 몇 배 이상의 낙상 위험이 있는지를 보여 주었다.

위험 인자가 여러 개에 해당하는 경우, 상호작용함으로써 낙상 위험이 크게 증가하게 될 것으로 관측되었고, 그로 인하여 예를 들면 노인의 반복적인 낙상 속도는 위험 인자가 1개인 경우 10%이지만, 위험 인자가 4개 이상이 되면 약 70%로 증가한다. 즉 10명 중 7명이 반복적으로 낙상하는 것으로 알려져 있다.

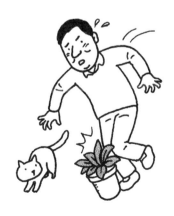

■ 약물에 의한 골절 위험

낙상하면 골절 위험이 있지만, 뼈가 튼튼하면 약간의 낙상으로 골절하는 것은 아니다. 그러나 뼈가 약해진 상태에 놓여 있으면 넘어진 다리가 골절되거나, 손을 잡으면 손과 팔이 골절되며, 또 재채기를 하면 늑골을 골절되는 경우도 있다. 폐경 후의 여성은 골다공증이 발병되는 경우가 많으며 골절되기 쉬워진다. 남성도 남성호르몬이 감소하면 골다공증 현상이 발생하는 것으로 알려져 있다.

또한, 약 중에는 골밀도가 감소되고 골절 위험을 증가시키는 것이 있다.

부신피질 호르몬

항암제

항경련제

항정신병 약 등

항정신병 약 중에서도 우울증 치료에 사용되는 '설피리드_{상품명: 도그마티르}'라는 약물은 부작용의 하나로 고高프로락틴 혈증血症이 있다. 고프로락틴 혈증이 장기간 계속되면 골밀도가 저하되기 때문에 골절 위험이 높아진다. 또한, 두개頭蓋

내출혈에 영향을 미치는 약물에 뇌경색 예방 등에서 사용되는 '헤파린 약제'와 '혈소판 응집 억제제'가 있다. 이 약을 장기 복용할 경우 뇌출혈 위험이 높아진다는 점을 기억해 두면 좋다.

ONE POINT

■ 우울증과 치매의 임상적 특징

노인의 우울증은 가성假性 인지증이라고 불리는 것도 있으며, 인지증에 대한 오해가 적지 않다. 우울증 치료를 하면 개선하는 인지증 치료약물요법 등를 해 버리면 개선하기는커녕 오히려 악화시킬 수 있으므로 주의를 요한다.

고령자 우울증이 오는 데에는 계기가 있다. 육체적 질병을 안고 미래가 불안해진, 기력이 저하해서 취미 등에 대한 관심이 없어진, 자녀가 독립해서 보람이 없어진, 배우자가 사망해서 외로움이 강해지는 등의 계기가 있다.

우울증과 인지증의 임상적인 차이에서 특징적인 것이 우울증의 경우는 사고 내용이 "내가 잘못했다"라고 자책하며 자기징벌적인 반면에, 치매의 경우 "○○ 때문에 이렇게 되었다"라고 하는 등의 타인에게 형벌을 전가하려는 심리가 작용한다.

실견당직失見当識: 시간과 장소의 감각 손실과 기억장애의 ADL은 '일상생활 동작activities of daily living'이며, 식사·옷 갈아입기·이동·몸가짐·목욕 등 생활을 영위하는 데에 필수적인 기본 동작을 의미한다. 우울증의 경우는 '적극적으로 살자'라고 하는 생활 의욕이 없으며, 기력이 저하되어 있기 때문에 시간과 방향 감각을 잃게 되거나 기억력 저하가 일찍부터 나타나기 쉽다.

그러나 우울증의 경우는 최근의 기억과 옛날 기억에 차이가 없는 반면, 치매의 경우는 옛날 기억은 확실하게 하고 있는데, 최근의 기억이 상실되는 것이 특징이다.

또한, 우울증은 아침에 상태가 나쁘지만 오후가 되면 상태가 좋아지는 등 하루 동안에도 변동이 있는 데에 비해서, 인지증은 온종일 그러한 변동이 없는 것도 특징이다.

▪ 고령자의 우울증 · 자살의 특징

고령자의 자살 시도와 자살은 우울증이 큰 원인이 되고 있다. 그 배경에 있는 것이 건강 문제이다. 국립 정신 · 신경 의료 연구센터의 정신보건 연구소의 조사에 따르면, 노인 자살자의 90% 이상이 어떤 신체적 질병을 호소하고, 약 8% 가 입원 및 통원 치료를 받고 있다. 또한, 고령자의 대부분은 자신의 건강 상태에 대해 나쁜 평가를 내리는 경향이 있으며, 질병을 큰 스트레스로 느끼고, "편안해지고 싶다.", "본래의 몸으로 회복되지 않으면 죽는 게 낫다."라고 말하는 사람이 적지 않다.

고령자는 고혈압, 당뇨병, 뇌졸중 후유증, 심장질환, 관절통 등의 만성질환을 앓고 있는 경우가 많으며, 이러한 신체적 고통이 우울증의 발단을 이루게 되며, 자살로 이어질 것으로 생각된다.

또한, 노인 자살자의 대부분이 생전에 가족에게 "너무 오래 살았다.", "폐를 끼치고 싶지 않다."라고 토로하고 있다. 심신 양면의 쇠퇴를 자각하고, 동거하는 가족 간호 및 개호의 부담을 끼치는 것에 대해서 기피하는 경향이 나타나는 것이다. 위의 조사에서, 고령자로서 개호를 받는 3명 중 1명은 '죽고 싶다'고 생각한 적이 있다고 응답하고 있다.

그리고 자살자의 대부분은 내과와 정형외과 등에서 진찰을 받고 있었지만 정신과는 진찰받지 않았다. 또한, 자살자의 대부분이 가족과 함께 동거하고 있으며, 독신 생활자는 전체의 5% 미만이다. 노인 자살자라고 하면 외로운 독신 생활이라는 이미지가 있을지도 모르지만, 가족과 동거하고 있어도 심리적으로 외로운 노인이 적지 않다.

우리는 신체 질환을 진찰뿐만 아니라 우울증을 수반하지 않은 여부를 확인하고 우울증이 의심되는 즉시 정신과에서 진찰을 받을 필요가 있을 것이다.

인지증 환자가 **입원 시**에 **경험하는** 4가지 문제에 대해 알고 싶다

인지증 상태에 놓여 있지 않은 사람도 의료기관에 입원하면 당황하는 경우가 많을 것입니다. 하물며 시간 인식과 방향 감각 등, 현실 감각이 떨어지는 인지증 환자가 입원하면 어려움과 고통을 동반할 수 있습니다. 치료·간호·간병을 하는 사람은 그러한 어려움과 고통이 발생할 수 있다는 점을 이해하고 조금이라도 경감시켜야 합니다.

입원 환경, 신체 증상, 사회관계, 정신 기능의 4가지에 대해 구체적인 어려움과 고통에 대해서 생각해 보겠습니다.

■ 입원 환경에 동반하는 문제

환경의 급격한 변화에 당황스러움을 기억한다.
가정이나 요양 시설 등에서 생활하고 있는 인지증 환자들이 익숙한 사람이나 가족과 떨어져서 입원을 해 있기 때문에 환경의 급격한 변화에 당황하게 된다.

표지판이 많고 획일적이고 이해하기 어려운 환경에 놓여 있기 때문에 현실 감각을 잃기 쉽다.

자신의 병실을 'OO호실'이라는 숫자로 기억하는 경우가 많으며, 숫자 등을 기억하는 능력이 서툰 인지증 환자는 자기 호실로 돌아갈 수 없는 경우도 있다.

입원실 이동이나 베드 이동이 많으며, 자기 존재의 위치 파악에 대한 인식 등을 망각하기 쉽다.

자신의 병실을 기억하지 못하는 인지증 환자는 병동을 이동하거나 베드 이동을 함으로써 점점 자기 존재의 위치 파악 인식 등을 망각하기 쉽다

소리와 빛 등의 자극이 많다.

병원은 분위기가 조용한 것 같지만, 베드의 이동 및 응급 시에 연락하는 소리나 지시하는 소리 등 시끄러워지는 경우가 있다. 또한, 각종 검사 등으로 인한 광光 자극 등도 인지증 환자들은 자극에 대해서 과잉 반응을 보이는 경우가 적지 않다.

■ 신체 증상에 관한 문제

의료 절차에 따른 고통이 생기기 쉽다.

병원에서는 환자에 대한 검사와 치료가 적지 않다. 따라서 병원은 환자에게 무엇을 위한 검사와 치료인지, 왜 그러한 행동을 하는지 등을 미리 알릴 필요가 있다.

자신의 신체 증상을 정확하게 전할 수 없는 의료 지시가 복잡하게 느껴지고 이해하기 어려운 의사소통에 장애가 생기기 쉽다.

인지증 환자는 신체 증상에 대한 치료·간호하는 측에서 그 변화 등을 관찰하고 대답하기 쉬운 질문을 통해서 증세를 파악할 필요가 있다. 또한, 인지증 환자에게 행하는 지시는 사람이 이해할 수 있는 쉬운 언어로 전하고, 본인이 이해하지 못하면 케어하는 사람에게 전한다.

식수·수유 불량에서 탈수·영양 저하가 되기 쉽다.

탈수·영양 저하는 생명과 관계가 있기 때문에 수분과 음식 섭취에 대한 상황을 제대로 파악할 필요가 있다.

변비·비뇨폐쇄 방광에 소변이 차 있지만 배뇨할 수 없음 **가 간과하기 쉽다.**

인지증 환자가 자신의 신체적 상황을 정확하게 전할 수 없는 경우, 직원이 대변 횟수 및 소변 횟수 등을 파악한다.

인지 기능장애와 고령에 따른 감각장애 시력·청력 장애 **에 대한 개별적으로 배려를 받기가 곤란하다.**

시력·청력은 커뮤니케이션의 기본이다. 만약 시력·청력에 문제가 있다면 개별적인 배려를 행한다.

■ 사회관계에 관련된 문제

입원 기간이 짧기 때문에 의료진과 익숙해지기 어렵다.

입원 기간이 짧기 때문에 의료진과 익숙해지기 어렵다.
입원이 짧은 기간이라도 직원은 인지증 환자들과 의사소통을 도모할 필요가 있다.

집에 있는 경우에 간병 직원과의 관계가 끊긴다.

입원하면 재택 때 방문해 주었던 헬퍼와 일시적으로 관계가 중단되지만, 퇴원 후에 재방문을 받을 수 있도록 노력한다.

치매에 대한 의료진 간의 의사소통과 메시지 전달이 부족하기 쉽고, 일관된 대응을 받기 어렵다.

인지증 환자에 관해서는 개개인의 간호일지를 작성하고, 미팅을 할 때에 자세한 메시지 전달을 할 필요가 있다.

가족과 멀어지기 쉽다.

병원에서는 의료진이 인지증 환자의 평소의 생활 상황 등을 알아둘 필요가 있기 때문에 병문안을 겸한 가족의 병원 방문을 촉구한다.

■ 정신 기능에 관한 문제

정신착란 증세와 합병증을 일으키기 쉽다.

참망譫妄: 헛소리은 의식장애의 하나로서, 의식 혼탁 이외에 환각이나 기이한 발언이나 행동을 유도하기 때문에, 수술 후 및 ICU중환자실 입원 시에 발생할 수 있다. 특히 야간에 많이 볼 수 있으며 '야간 헛소리'라고 한다.
탈수, 영양 저하, 통증, 환경 변화, 약물의 영향 등이 정신착란을 유발하거나 악화시킨다. 신체 관리뿐만 아니라 정신적 케어를 유의해야 한다.

행동심리 증상 BPSD이 일어나기 쉽다.

행동심리 증상 BPSD = Behavioral and Psychological − Symptoms of Dementia
은 인지증에 의한 건망증이라는 핵심 증상에 대해 주변 증
상이라고 하는 증세이며 151페이지, 구체적으로는 자극과민성
irritability, 초조, 흥분, 탈억제제, 이상행동, 망상, 환각, 우울
증, 불안 등을 의미한다. 인지증 환자가 입원하면 이러한
증상이 발생하기 쉽다.

우울증·불안을 간과하기 쉽다.

인지증에 의한 증상이 강하게 작용되면, 본인의 우울증과
불안이 간과될 수 있기 때문에 충분한 관리가 필요하다.

치매 치료에 따르는 면과 관리하는 면에 미치는 **영향**과 **대응**에 대해

인지증 환자의 진료는 의료기관에 다양한 부담이 발생합니다. 구체적으로 어떤 영향이 있는지를 헤아려 본다면, 치료적인 측면과 관리적인 측면으로 나누어 보면 아래와 같은 것을 들 수 있습니다.

양쪽 모두가 의료 기관에 큰 부담이 되지만, 인지증 환자의 진료는 향후 증가가 예상됩니다. 중요한 것은 의료기관이 장차 이러한 상황에 대응할 수 있는 태세를 갖추어야 합니다.

■ **치료 면에 미치는 영향**

① 치료에 대한 적극성과 컴플라이언스_{규정 준수} 저하

② 합병증의 증가

③ 신체 기능의 저하

④ 사망률 증가

⑤ 정신착란의 발병

■ 관리면에 미치는 영향

① 사고Medical Incident 혹은 Near Miss: 의료 사고에 대한 공포감과 액시던트사고 의 증가전도·전락·링거 제거 등

② 입원 일수의 장기화

③ 재입원의 증가

④ 시설 입소의 증가

⑤ 퇴원 후 간병 부담의 증가

⑥ 의료비용의 증가

의료기관이 치매에 대응하기 위한 7가지 포인트

일반 의료기관이 인지증 환자를 진료할 때의 7가지 포인트를 제시하고자 합니다.

① 인지증을 간과하지 않도록 노력한다.

일반 의료기관에서 신체 합병증 치료를 시작할 때 처음 인지증이 의심되는 경우가 있습니다. 본인의 희망과 가치를 확인하면서 적절한 지원 기관에 연결하며, 소위 치료 가능한 질환 예를 들면 정상압수두증(正常圧水頭症)과 만성경막하증 등을 포함하여 인지증을 간과하지 않는 것이 중요합니다.

인지증에 의한 증상의 진행과 악화를 예방하는 데에는 조기 발견과 대응이 중요합니다. 일반 의료기관의 의료 종사자가 인지증과 가벼운 정도의 인지장애MCI= Mild Cognitive Impaiment 에 대한 지식을 가지고 인지증에 대한 대응력을 높이기 위해 '일반 병원의 의료 종사자에 대한 인지증 대응능력 향상 연수' 등을 활용한 시설의 교육·훈련을 실시할 필요가 있습니다.

이럴 경우에 전문직뿐만 아니라 일반 직원의 대응력을 높이는 것도 중요하며, 예를 들면 '인지증 서포터 양성강좌'의 수강을 권유하면 좋을 것입니다.

아울러서 임상 현장에서 대응 능력의 실천을 용이하게 진행할 수 있도록 행동에 따르는 연구를 할 필요도 있습니다. 인지증에 대한 관찰·평가 시트과제 분석표 등을 활용하여 조기에 발견하는 데에 노력하고, 조기 대응을 행하게 하여 조기에 퇴원 지원을 개시합니다.

② 인지증이 신체 합병증의 치료에 영향을 주는 것을 근거로 해서 안전하고 확실하게 신체 합병증 치료를 진행하기 위한 조치를 취한다.

인지증 환자들이 고통을 호소하기가 어렵다는 점을 고려하여, 이 점을 관찰하기 위해 노력하고 호소하는 증상을 파악하고 완화하도록 하십시오.

또한, 탈수·영양 저하를 예방하고 대응해야 합니다.

인지증의 증상과 합병증 치료의 위험을 놓치지 않도록 점검과 평가 시트를 도입한 간편하고 효과적인 프로그램을 유지하십시오.

③ 입원 중에 정신착란이나 BPSD를 발생·악화시키지 않는 대응을 취한다.

아래와 같이 구체적인 대응 방식을 예로 들 수 있습니다.

- 정신착란의 예방을 한다.
- 과도한 관리를 피한다.
- 신체 억제는 원칙적으로 강압하지 않을 것을 철저히 준수한다. 신체 억제가 필요한 것은 자해 혹은 타인 상해가 발생할 가능성이 높은 경우에 한하며, 어쩔 수 없어서 시용하는 것이 아니라, 필요하기 때문에 행한다는 판단이 중요합니다. 이 행위는 행동 제한의 자격을 갖춘 정신보건 지정 전문의에 의해 결정하는 것이 바람직합니다.

- 가족, 지역의 의료·개호자 등으로부터 본인의 생활 상황이나 배경 정보 등을 모으는 등, 리로케이션 데미지주거지 이동의 폐해 = 생활 환경의 변화로 인해 스트레스가 쌓이게 되어 심신의 건강을 해치는 것의 감소를 도모한다.

④ 처음 인지증이 의심되는 경우에는 환자·가족에게 지원 및 전문 의료 정보를 적절하게 제공한다.

인지증의 일반적인 지식을 제공함과 동시에 진단·치료를 실시하는 전문의를 소개합니다. 또한, 간병이 필요한 경우에는 지역 총괄 지원센터를 소개합니다.

⑤ 입원 초기부터 퇴원 후 지역의 생활을 고려하여 지원을 실시

입원 초기부터 간병 지원 전문요원 등과의 제휴를 하고 퇴원을 위한 정보를 공유할 수 있습니다.

병동 내 또는 부서 간의 정보 공유도 추진할 필요가 있습니다. 또한, 퇴원 후 통원 치료를 계속하여 재입원이나 긴급 입원을 방지할 수 있습니다.

⑥ 인지 기능 장애에 대해서 배려하고, 인지증 환자들이 치료 내

용 등을 충분히 이해할 수 있도록 알기 쉽게 설명하는 등 배려한다.

인지증 환자들과 의사소통을 하는 것은 기본입니다.

- 뒤에서 몰래 이야기하는 방식으로 숨기지 말고 환자의 정면을 향해서 눈높이를 맞추고 이야기를 한다.

- 복잡한 지시는 피하고 예고를 한 후에 조치와 관리를 행한다.

- '○○님'의 존칭어를 붙여서 이름을 부르며 유아어 등은 사용하지 않으며, 인지증 환자를 존중하는 언어 예절을 지키며 이야기를 한다.

- 인지 기능장애의 정도에 따라 본인의 이해를 충분히 구할 수 없다고 판단되는 경우에는 가족 등 필요한 관계자에게 충분한 설명을 한다.

⑦ 생활습관병은 치매에 위험하므로 일반 진료에서는 생활습관병에 대한 적절한 교육 지원을 실시한다.

당뇨병이나 고혈압 등 치매의 위험이 되는 생활습관병에 대한 적절한 교육과 지원을 제공합니다.

■ 의료기관에서 인지증에 대응하기 위한 포인트

이제 인지증은 모든 의료 · 케어 관계자에게 대응 방식이 요구되고 있다. 그러나 일반 의료기관에서도 인지증 환자들을 진료하는 상황이 증가하고 있지만, 그에 따른 대응 요령이 충분히 진행되고 있다고 말할 수는 없는 상황이다.

후생노동성 연구회가 정리한 『일반 의료기관에서 인지증 대응을 위한 병원 내 체제정비 지침서』2015년에는 다음의 3가지 대응 포인트를 제시하고 있다.

① 인지증을 이유로 신체 질환의 치료 기회가 없으면 안 된다.

인지증 환자들과 커뮤니케이션이 잘 통하지 않는다고 해서 충분한 진료를 하지 않거나 진찰을 거절하는 경우가 발생해서는 안 된다.

또한, 고혈압이나 당뇨병 등 생활습관병을 치료함으로써 인지증의 진행을 억제할 수 있다.

본인이 이해하지 못하는 경우, 간병인에게 생활습관병 치료의 필요성을 설명하고 생활지도 및 약물요법을 행한다.

② 진료과 및 의료와 간병 등의 울타리를 넘는 연계가 필요하다

인지증 진단과 치료, 인지증 전문의가 행할 필요가 있다. 의료기관에 인지증 전문의가 없는 경우에는, 전문의의 협력을

얻을 수 있는 방식으로 대응하는 것이 바람직하다.

입원해 있는 인지증 환자가 퇴원하는 경우, 퇴원 후에 대해서 의료 관계자, 가족, 지역의 케어 관계자들과 협력 태세를 취한다.

③ 모든 증상이 인지증의 증상은 아니다.

최근의 사건을 망각하고 지금 현재 본인이 존재하고 있는 위치를 인지할 수 없게 하거나 대화가 맞물리지 않는 인지증이 의심되면서 정신착란의 가능성도 있다.

정신착란을 일으키는 원인은 탈수, 영양 저하, 통증, 환경 변화, 약물 영향 등이 있다. 정신착란에 한정될 뿐이라면 일시적인 것이므로 회복이 가능하다. 이미 인지증이 발병된 사람도 정신착란을 일으켜 인지증을 악화시키고 있는지도 모른다.

의료기관은 인지증 증세가 있다고 해서 인지증이라고 결론을 내리지 않아야 하지만, 정신착란의 가능성을 고려하여 정신착란에 대해서 대응할 수 있는 의료팀의 구성을 추진할 필요가 있다.

03

인지증의
증상과 치료

33 인지증의 발병 원인

한마디로 말해서 인지증이라고 하는 병은 발병의 원인이 다양합니다. 후생노동과학 연구 논문인 「도시 지역의 인지증 유병률과 인지증의 생활 기능장애에 대한 대응」에 따르면, 그 원인과 비율은 다음과 같이 보고되고 있습니다.

■ 알츠하이머형 인지증

알츠하이머형 인지증은 인지증 전체의 70%에 가까우며, 여기에는 환자 3명 중 2명이 속해 있습니다. 알츠하이머형 인지증은 뇌에 아밀로이드 β 라는 단백질이 고여서 신경세포의 기능에 장애를 받고 있으며, 뇌의 위축이 생기는 것이 원인이라고 알려져 있습니다. 그러나 아밀로이드 β 가 축적되는 원인에 대해서는 명확한 것은 알려져 있지 않습니다.

알츠하이머형 인지증의 발병에는 지금까지 노화와 유전이 관계된다는 것으로 밝혀지고 있었지만, 여기에 덧붙여서 최근에는 당뇨병이나 고혈압 등을 앓고 있는 사람들은 그렇지 않은 사람보다 알츠하이머형 인지증을 앓는 경향이 과학적으로 입증되었습니다. 따라서 예방은 생활습관 개선이 중요하다고 보고되고 있습니다.

증상의 특징은 서서히 그리고 확실하게 진행한다는 점입니다. 그러나 본인은 낙관적이며, 질병이라는 인식이 부족합니다.

문제 행동으로는 거리를 배회하다가 길을 잃거나 후각이 쇠퇴하기 쉬우며, 음식이 썩은 것을 눈치 채지 못하고 먹는 경우가 있기 때문에, 이유를 알 수 없는 설사와 구토를 하므로 이 점에 유의해야 합니다. 또한, '작화作話'라고 하는 정신병적인 증상이 나타나기도 합니다. 즉 자기의 공상을 실제의 일처럼 말하면서 자신은 그것이 허위라는 것을 인식하지 못하는 것이 이 증상의 특징입니다.

■ (뇌)혈관성 인지증

이것은 알츠하이머형 인지증에 뒤이어서 많으며, 전체의 20%를 차지하는 대뇌혈관성 인지증은 뇌경색이나 뇌출혈 등 뇌혈관 장애로 일어나는 인지증입니다. 뇌의 혈관이 막혀 경색소梗塞巢가 증가하거나 커지거나 할 때마다 점차적으로 뇌의 기능이 저하하는 것으로서 인지증과 운동장애가 발생합니다.

■ 인지증의 원인과 비율 (환자수 978명중)

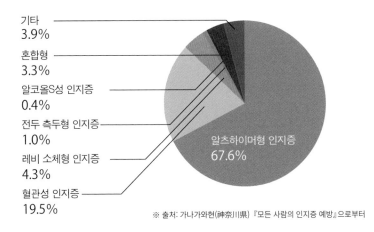

기타
3.9%

혼합형
3.3%

알코올S성 인지증
0.4%

전두 측두형 인지증
1.0%

레비 소체형 인지증
4.3%

혈관성 인지증
19.5%

알츠하이머형 인지증
67.6%

※ 출처: 가나가와현(神奈川県) 『모든 사람의 인지증 예방』으로부터

　원인이 되는 혈관장애는 생활습관병에 의해 발생합니다. 따라서 고혈압·고지혈증·당뇨병 등이 발생되지 않도록 예방하는 것이 혈관성 인지증의 예방에 도움이 되므로 생활습관의 개선이 중요합니다. 또한, 혈관성 인지증의 원인이 되는 뇌혈관장애를 조기에 치료하고 재활을 하면 증상의 진행을 억제할 수 있습니다.

　증상으로는 반신마비 등의 운동장애가 합병증으로 악화될 수도 있고, 기분이 우울하거나 의욕이 저하되거나, 눈물도 마르는 등 감정실금 증상을 초래할 수 있습니다. 초기에는 건망증의 자각이 있지만, 병증이 진행되면 건망증의 자각 증세도 없어지는 것이 특징입니다.

■ 레비 소체형 인지증

레비 소체형 인지증은 레비 소체라는 단백질이 뇌에 쌓임으로써 발생하는 뇌의 위축이 원인이라고 알려져 있습니다.

이 단백질은 파킨슨병의 원인이 되는 귀찮은 존재이며, 인지증을 동반하는 파킨슨병이라고 하는 증상은, 실은 레비 소체형 인지증이라는 것도 최근에 밝혀지게 되었습니다. 그러나 왜 비정상적인 단백질이 쌓이는지는 아직 밝혀지지 않는 상황입니다.

증상의 특징은 어린이나 동물, 곤충 등 생생하고 뚜렷한 환시현상이 보이기 때문에 "도와달라!"라고 소리를 지르거나, 응급차를 부르는 행위를 자주 목격하는 상황에서 이 증상을 이해할 수가 있습니다. 또 이 증상에 놓인 사람이 여러 차례에 걸쳐서 응급차를 부른 병력이 있다면, 레비 소체형 인지증이 아닌지를 의심해야 합니다. 손발의 움직임이 느리게 되며, 근육이 경직된 상태로 움직임이 둔해지며, 보행 상태는 종종걸음으로 걷기 때문에 넘어지기 쉬우며, 수면 중에 크게 소리를 지르거나 손발을 들어올려서 푸드덕거리는 행동 등을 하는 모습도 목격됩니다. 또한 , 혈관성 인지증과 마찬가지로 초기에는 건망증의 자각이 있지만, 중세가 진행되면 건망증에 대한 자각 증상도 없어지는 것이 특징입니다.

■ 전두 측두형 인지증

이 증상은 대부분의 경우 초로기에 발병하며, 65세 미만에서 발병하는 소아 인지증이라고 합니다. 발병 원인은 알려져 있지 않지만, 피크공이라고 하는 이상 구조물異常構造物이 신경세포에 쌓이는 경우와 TDP-43이라는 단백질이 쌓이는 경우가 지적되고 있습니다. 따라서 하나의 질병이라기보다는 여러 가지 질병으로 나누어져 있다고 생각할 수 있습니다.

10년 이상에 걸쳐서 천천히 진행하는 경우가 많습니다.

증상으로는 이성적 판단을 담당하는 전두엽이 침식되기 때문에 어린아이의 행동처럼 행동을 제어하는 말을 듣지 않게 되며, 도둑이나 교통 위반 등 반사회적 행위가 증가합니다. 또한, 흥미와 관심이 없어지면 이야기를 나누는 도중에도 자리를 떠나며, 같은 행위를 반복하거나 불결한 행위를 행하고 있는 모습이 관찰된다는 특징도 있습니다.

불행히도 현대 의학으로는 인지증의 진행을 지연시킬 수도 없으며, 완전히 치료할 수도 없습니다. 병증이 진행되면 병세가 변화하는데 편의적으로 다음의 3단계로 나눌 수가 있습니다.

【전기】경증: 자립적인 생활은 가능하지만, 최근에 일어난 일들을 기억할 수 없으며, 자신의 일을 계속할 수 없게 되는 경우가 많습니다.

【중기】중증: 본인이 위치해 있는 장소와 현재 처해 있는 시간 상황을 알 수 없게되며, 오래된 기억도 서서히 없어집니다. 거리를 배회하거나 이상 행동을 하기 시작하며 자립적인 행동이 어려워집니다.

【말기】위중 상황: 가족의 이름과 얼굴을 기억해 내지 못하며 대화도 이루어지지 않습니다. 요실금 현상도 발생할 수 있으며, 말기의 마지막 단계에서는 누워만 있습니다.

이러한 3 분류의 의의는 주로 치료 방침에 있습니다. 즉 어떤 약을 선택하면 좋은 것인지, 그리고 앞으로 치료의 경과를 살펴보기 위한 것입니다.

한편, 어떻게 치료를 해야 하는가에 대해서는 그다지 큰 차이가 없습니다. 의사가 어떤 약을 사용하려고 하거나, 혹은 어떤 주사로 치료를 한다고 해도, 적절한 간병보다 뛰어난 '미소'를 지을 수 있는 치료법은 없습니다.

　인지증으로 인한 환각 증상을 호소하는 환자가 적지 않습니다. 이러한 증상은 환자가 사실이 아닌 것을 느끼는 착각입니다. 이러한 증상의 유형은 오감의 모든 영역에서 관찰되고 있다고 할 수 있는데, 가장 호소를 많이 하는 것은 실제로 존재하지 않는 것이 보인다고 하는 환시幻視, 혹은 들리지 않는 소리와 음성이 들린다고 하는 환청입니다. 또 실제로 어느 물건의 모습을 별도의 다른 물건으로 잘못 판단하거나 오인해서 발생하는 착각 현상이 일어날 수도 있습니다.

　환각 현상과 착각 현상은 뇌에 이상이 없어도 발생할 수 있습니다. 실상은 아무도 없는데 누군가가 있다고 하는 생각이 든다거나, 아무도 부르지 않았는데도 불구하고 누군가가 자신의 이름을 부르고 있다고 하는 경험은 누구에게나 있습니다. 또한, 벌레라고 생각했는데, 실상은 벌레가 아니고 쓰레기였다거나, 휴대전화가 울렸다 싶으면 TV 소리였다거나 하는 경험도

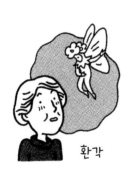

환각

실제로 많이 있습니다.

그러나 뇌에 이상이 생기면 이러한 현상이 자주 발생해서 호소를 많이 해옵니다. 게다가 환자에게는 이러한 환각 현상 등이 선명하게 보이며, 착각 현상은 확실한 현상으로 간주하여 버립니다.

인지증으로 인한 호소를 자주 해오는 환시 현상은 집안에 모르는 사람이 있다고 하는 것입니다. 그 '사람'에 대해서 구체적으로 설명해 보라고 하면 어린이일 수도 있고, 인상이 험악한 사람이라고 하는, 현실성 있는 설명으로 호소하는 경우가 많이 있습니다.

환청은 그 자리에 있을 리가 없는 아들의 목소리가 환자에게 들린다거나, 그리고 그것은 자신을 따돌리려고 가족끼리 의논하는 목소리가 들렸다고 하는 식으로 호소하기도 합니다.

그리고 벌레나 뱀이 있다고 호소하는 경우도 발생합니다. 벽지의 디자인이 그렇다거나 혹은 그러한 기미가 보이는 것처럼 착각을 하는 경우도 있지만, 자신의 몸에 벌레가 기어오르는 것처럼 느끼는 환각으로 이어지는 경우도 있습니다. 이러한 경우 환자는 벌레나 뱀 따위가 보일 때, 본인이 직접 무언가를 짓밟거나 두드리거나 할 경우도 있습니다.

인지증 환자가 환각이나 착각을 호소할 때는 부정하거나 분노하지 마십시오. 환각에 대해서 그렇지 않다고 부정하면 불안한 마음이 더욱 강해지거나, 혹은 혼란이나 환각이 더욱 심해지거나 다른 증상이 발생될 수도 있습니다.

만일 환자가 "모르는 사람이 있다."라고 말하면, "손님이 왔었는데 이제 되돌아갔어요."라고 응대하고 안심시켜 주기 바랍니다. 벌레나 뱀이 있다고 호소할 경우에는 쫓아내는 행동을 하고 난 후에 "이제 없으니까 괜찮다."라고 말하며 안심시킵니다. 그래도 "아직도 여전히 거기에 있다."라고 말한다면 "여기에 있어요?" 하고 손으로 누르는 시늉으로 쫓아내는 행동을 보여 주면 좋을 것입니다.

또한, 인지증 환자의 불안을 완화하기 위해서 양손으로 환자의 손을 잡고서 "괜찮아요, 제가 옆에 있으니까요."라고 말하며 안심시켜 주십시오.

망상이라고 하는 것은 현실적으로 있을 수 없는 것을 진실이라고 생각하고, 주위 사람들이 아무리 부정해도 그것을 바로잡을 수 없는 상태입니다. 인지증 환자에게 많이 발생되는 것은 '물건을 도둑맞은 망상'입니다. 예를 들면 지갑이 없어졌다는 것을 인지증 환자가 깨달았을 경우, 자신이 "어딘가에 보관해 두었는데 놓은 보관한 장소를 잊어버렸다."라고 하는 것에 대해서는 전혀 생각하지 않고, 찾아보려고도 하지 않으며, "누군가가 지갑을 가져갔다."라고 결론을 내리거나, "누군가가 훔쳐 간 것임에 틀림없다."라고 단정지어 버립니다. 그리고 자신을 개호해 주는 사람이 눈에 띄면 그 사람이 훔쳐 간 것이 틀림없다고 확신하게 되는 증상입니다.

"그 사람을 도둑 취급하면 인간관계가 안 좋아진다."라는 점에 대해서는 전혀 고민하지 않고 단도직입적으로 "네가 내 지갑을 훔쳐갔다."라고 비난합니다. 그러면 도둑취급을 당한 사람은 강력하게 부정하고 분노하지만, 환자는 그 모습을 보고 점점 '이 녀

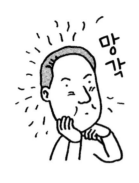

석이 내 지갑을 훔친 것이 틀림없다'고 확
신하게 됩니다.

'물건을 도둑맞은 피해망상'이외에도, 식
사할 때 가족이 대화를 나누는 모습을 보고
충분히 상황을 이해하지 못하면 '나를 따돌
리고 있다'고 판단을 내리면서 그것을 피해
망상으로 발전시키거나, 배우자가 자신을
무시하는 태도를 보이면 '바람을 피우고 있다'고 하는 질투망상
으로 발전할 수도 있습니다.

인지증 환자의 '망상'에 대해서 어떻게 대처하면 좋을까요?

우선, 환자의 이야기를 듣습니다. '물건을 도둑맞은 망상'으로
인해서 훔쳐간 대상이 간병하는 사람이라고 확신하면, 당연히 간
병하는 사람은 그렇지 않다고 해명하려는 태도를 취하겠지만, 그
것보다는 인내하며 환자에게 공감하는 태도를 취하는 것이 바람
직합니다.

환자가 "당신이 내 지갑을 훔쳤다."라고 우기면 "지갑이 없어
졌다고요? 그것은 별일 아닙니다."라고 응수하며 "함께 찾아봅
시다." 하고 제안하며 실제로 지갑을 찾는 행동을 보여줍니다.

그래도 환자의 흥분이 가라앉지 않을 경우에는, 화제를 바꾸거
나 "잠깐 화장실에 다녀오겠다."라고 말한 후에, 환자로부터 잠

시 떨어진 거리에서 관찰해 봅니다. 이때 환자로부터 도망가는 것 같은 행동을 보이면, 쓸데없이 흥분시켜 버리기 때문에 잠시 환자 곁을 떠나는 이유를 구체적으로 설명합니다.

'물건을 도둑맞은 망상'이 발생하는 배경에는 환자가 지금의 환경에 불안을 느끼고 있는 데에 그 원인이 있습니다.

새로운 재활 치료 시설에 입원하긴 했지만 생활에 익숙해지지 않았거나, 가정의 경우에는 배우자를 잃고 혼자가 되었기 때문이거나, 자녀가 동거를 시작했지만 소외감을 회상하는 등을 통해서 불안해하는 경우가 있습니다.

이럴 경우에는 대화의 기회를 늘려야 합니다. 환자와 충분하게 의사소통이 이루어지지 않아도 그냥 환자의 이야기를 듣기만 하면 됩니다.

  인지증의 증상이 진행되면 폭력과 폭언 등의 문제 행동이 나타
날 수 있습니다. 인간은 누구나 화를 낼 수도 있지만, 이와 동시
에 분노를 드러내지 않고 억제하려고 합니다. 그러나 인지증 환
자는 이러한 억제가 작동되지 않게 되어서 감정이 바로 눈앞에
표출되어 버립니다.

  또한, 감정이 민감한 상태에 놓여 있기 때문에 사소한 일로 분
노의 스위치가 켜져 버립니다.

  예를 들면 '물건을 도둑맞은 망상'이 표출되었을 때 가족으로
부터 "지갑을 훔쳐갈 사람이 있을 리가 없다."라고 하며 부정적
인 이야기를 하게 되면 이 말을 들은 환자는 분노의 스위치가 켜
집니다.

  시비가 오고감에 따라 주변의 분위기를 고조시키게 되며, 주변
사람들은 인지증 환자를 향해서 "어리벙벙한 상태가 되더니 어
쩔 수가 없구나."라고 말하면서 환자를 무시하거나, "이제 그만
하세요."라고 하는 폄하 발언을 하면, 이미 이 단계에서는 환자

의 자존심에 상처를 주게 되어 폭언이나 폭
력으로 악화되게 됩니다.

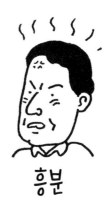

흥분

그리고 간호를 행하는 현장에서도 폭력이
발생할 수 있습니다. 인지증 환자를 의자나
침대로 이동시킬 때, 사전에 충분한 예고를
말해주지 않으면, 갑자기 자신의 몸을 만지
다니 무례하다거나, 혹은 무슨 일을 당했다
고 하는 감정이 먼저 나오게 되며, 순식간에 폭력으로 이어질 수
도 있습니다.

환자의 옷을 벗기는 간호 장면에서도 환자가 무슨 일을 당하는
게 아닐까, 옷을 도둑맞는 것은 아닐까 하고 생각하고 있기 때문
에 말을 걸어도 폭력으로 이어지기도 합니다.

따라서 폭언과 폭력에 대한 대처 방법으로서는, 우선 당황하지
말고 침착하게 흥분을 불러일으킨 이유를 생각하고 자신에게 잘
못이 있다면, "미리 이야기를 하지 않은 채 옷을 바꾸어 입히느
라 신체 접촉을 해서 미안해요."라고 사과합니다. 그래도 흥분이
가라앉지 않을 것 같으면 대화의 주제와 분위기를 바꾸어 보십
시오.

환자에게 자존심을 손상시키는 말을 하지 마십시오. 또한, 인
지증 환자에게 폭력을 보이면, 환자도 그것을 힘으로 제압하려고
할 우려가 있으며, 공포심을 느끼고 간병을 거부할 수 있으므로

절대로 힘으로 제압하려고 하지 말기 바랍니다.

환자의 폭력과 폭언은 주변에서 간호하는 사람에 대해서 발생하는 경우가 많으며, 가족이 폭력의 대상이 되기 쉽습니다. 이럴 때에는 간호 담당자를 바꾸거나, 도우미에게 협조를 요청하면 좋을 것입니다.

인지증에 걸리게 되면 집안과 밖을 배회하고 방황하는 것을 볼
수 있습니다. 끊임없이 돌아다니고 있으므로 아무런 의미도 없
이 돌아다니고 있다고 생각하기 쉽지만, 본인에게는 목적이 있어
서 걸어 다니는 경우가 많습니다.

집안에서만 돌아다닌다면 대처하기 쉽지만, 집밖으로 나와서
배회하게 되면 행방불명될 수 있습니다.

인지증 환자가 실종되는 사례는 연간 1만 명에 이른다고 하는
사례 보고가 있습니다. 무사히 보호를
받고 있어도 인지증이 진행되고 있다면
자신의 이름과 주소 등을 물어올 경우
에 대답할 수 없으며, 어느 지역의 누구
인지를 알지 못한 채 실종되는 것입니
다.

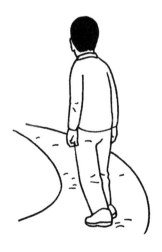

인지증 환자는 주변에 주의를 집중하
지 않으므로 도로 한가운데를 걷거나,
철도의 선로에 들어가거나 해서 사고를

당하기 쉽습니다. 여름에는 탈수증을 일으킬 수도 있으며, 따라서 인지증 환자의 배회는 생명에 관련된 심각한 증상입니다.

인지증 환자는 목적을 가지고 배회하는 경우가 많다고 말했지만, 집안에서 돌아다니는 것은 방을 구분하지 못하게 되어 방을 찾아 헤매다가 집밖으로 나갈 경우에는, 지금 본인이 위치해 있는 곳이 자신의 집이 아니라고 생각하고 자기 집을 찾는 경우가 많습니다. 또한, 자신은 일을 하고 있다고 믿고 현역 시절에 다니던 직장에 가려고 하는 경우가 있을 수도 있습니다.

그러나 결국은 자신의 집도 일자리도 찾을 수가 없습니다. 처음에는 목적이 있어서 외출을 했다고 해도 중간에 무엇을 찾고 있는지를 망각하고 그저 단지 걸어가는 경우도 있습니다. 인지증 환자는 피로감도 무디기 때문에 밤새도록 계속 걸어서 상당히 멀리까지 갈 수도 있습니다.

배회에 대한 대처는 어떻게 하면 좋을까요?

집안에서는 배회하며 찾아다니는 것이 방뿐만 아니라 화장실도 찾지 못하는 경우가 있습니다. 집안을 배회하고 있을 때에는 "방으로 돌아갑시다."라던가 "화장실에 갑시다."라고 이야기를 해야 합니다.

가만히 있을 수가 없어서 방황하고 있다면, "방으로 돌아갑시다."라고 말을 걸면 화를 낼 수도 있습니다. 이럴 경우 직성이 풀릴 때까지 걸어 다녀도 상관없지만, 넘어질 위험이 있기 때문에 잠시 함께 걷다가 안정감을 회복시킨 후에 방으로 유도합니다.

집밖으로 나가려고 할 경우에는, 현관문을 열기 어렵게 잠금장치를 해두고, 창문도 열기 어려운 장치를 해두어야 할 것입니다.

현관문이 열리면 비상종이 울리는 방식으로 감시하는 것도 좋은 발상입니다.

혼자 나가 버렸을 경우를 대비하기 위해서는 GPS 기능이 부착된 통신기기가 판매되고 있으므로 이것을 이용하시기 바랍니다. 옷이나 신발 등에 이름과 연락처 등을 기록한 인식표를 붙여두면 혹시 보호를 하고 있는 곳으로부터 연락이 올 수가 있습니다.

인지증 환자의 배회는 사회문제로서 심각하며 이에 대한 대책을 서두르고 있습니다. 인근에 사는 지역 주민이나 민생위원 등에게도 자신의 가족에게 배회하는 버릇이 있다는 것을 미리 알려서, '만약 여러분의 가족 중에 인지증 환자가 길거리에서 목격되면 알려 달라'고 부탁해 두기 바랍니다.

인지증 환자는 가정에서만 돌보는 것이 아니라, 지역에서도 보살펴 나아간다는 것이 바로 이러한 관리 시스템입니다.

인지증은 기분이 우울하고, 잠을 잘 잘 수가 없으며, 식욕이 없고 감정이 무뎌져 무언가에 대해서도 흥미를 보이지 않는 등의 증상으로 나타날 수가 있습니다. 이것을 '울증 상태'라고 합니다. '울증'으로 진단을 내리는 것이 아니라, 기분이 의기소침해지는 '울적한 상태'를 의미합니다. '우울증'이라는 단어도 같은 의미로 동시에 사용되기도 합니다.

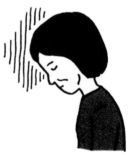

인지증 환자는 자신의 감정을 타인에게 충분히 전달할 수가 없기 때문에 우울증을 앓게 되어도 주변 사람들이 알아차리기 어려운 것입니다.

그러나 최근까지는 즐겁게 시청해 왔던 TV를 보지 않게 되었거나, 온종일 방에 틀어박혀 있거나, 식사를 별로 하지 않으며, 말수가 줄어들고 밤에 잠을 자지 않고 깨어 있는 등의 변화가 관찰되면 주의하기 바랍니다. 우울증이 생기게 되면 망상도 나타나며 복잡해질 수 있기 때문에, 초기 단계에서 보이는 병증 신호에 주의를 집중하도록 합시다.

우울증에 걸린 인지증 환자는 가능하면 혼자 있게 하지 말고 가정에서는 모두가 함께 있는 거실로 나오도록 해서 본인이 관심을 받을 만한 주제를 꺼내어 대화를 하도록 합니다.

또한, 복용 중인 약으로 인해 우울증이 생길 수도 있습니다. 우울증을 일으키기 쉬운 약물은 혈압 강하제와 진통제, 항파킨슨병을 치료하기 위한 약물 등이 있습니다. 인지증 환자도 복용 중인 약이 있을 수 있으니까 주의하기 바랍니다. 예전에 우울증을 앓았던 적이 있는 사람은 인지증이 발병된 이후에도 우울증이 재발하기 쉬운 것으로 알려져 있습니다.

인지증 환자에게 요실금이 발생하는 이유에는 여러 가지가 있습니다.

먼저, 인지증 환자는 화장실 위치를 알 수 없게 될 것입니다. 화장실에 가고 싶어도 어디에 있는지 알 수 없게 되어서 화장실을 찾는 동안에 요실금하게 됩니다.

이에 대한 대응책으로서는 화장실 입구에 큰 표시를 붙여 놓거나, 밤에는 화장실까지 이어지는 통로에 불이 켜져 있어야 하며, 신체의 흔들림 등으로 화장실까지 이동하는 것이 불안한 경우에는, 방에 휴대용 화장실을 비치해 두는 등의 대책을 강구할 필요가 있습니다. 우리 병원의 병동에서도 화장실이 있는 위치에는 크게 표지판을 붙여 놓고 있습니다.

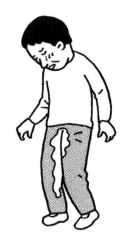

또 배뇨 감각을 잃게 되어 요실금을 할 수 있습니다. 인지증에 걸리게 되면 소변

을 느끼기 어렵게 되어 화장실 가는 시간이 늦어지기도 합니다.

요실금을 방지하기 위해 간병인이 할 수 있는 일이 있습니다. 환자의 배설 주기를 체크해서 시간을 확인하면서 정기적으로 화장실을 가자고 권유해야 할 것입니다. 미리 화장실에 가는 시간을 정해서 배변 시간이라고 말을 걸어도 좋을 것입니다.

인지증 환자와 동거하고 있는 간병인이라면, 환자는 왠지 안정감이 없거나 서둘러서 일어나려고 한 후에 배설하는 경우가 있기 때문에 화장실에 갈 거냐고 물어보면서 화장실로 유도하는 것이 좋습니다.

기저귀는 가능하면 사용하지 마십시오. 기저귀에 배설해 달라고 하면 간병인의 부담은 줄어들겠지만, 본인의 배뇨 감각을 마비시켜서 자립심을 빼앗기 때문입니다.

노인이 되면 일반적으로 잠이 얕아집니다. 인지증 환자는 하루의 리듬이 변화하여 수면장애에 걸릴 위험이 높아집니다. 그러면 밤에 잠을 줄이고 낮에는 졸리는 경향_{62페이지}을 보이게 되며, 낮과 밤의 뒤바뀜 현상이 발생하기 쉽습니다.

간병의 부담이 커지는 이유는 야간 불면증으로 인하여 개호해야 하는 업무가 증가하기 때문입니다. 한밤중에 큰소리를 지르거나, TV를 크게 틀어놓고 시청하거나, "지금부터 출근한다."라면서 외출하려고 합니다.

이에 대한 대응책으로는 환자에게 낮에 활동하는 양을 늘리며 햇빛을 받게 하는 등 체내의 시계를 정상화하고, 밤에는 목욕이나 족욕을 하게 해서 잠들기 쉽게 해야 합니다. 그래도 낮과 밤의 뒤바뀜 현상이 계속될 경우에는 수면제 등의 처방을 받습니다.

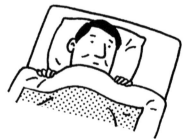

인지증 환자가 '집에 돌아가고 싶다'고 생각하는 이유는 다양합니다. 예를 들면 옛날 기억밖에 남아 있지 않으면 자신의 집은 어린 시절에 보냈던 친정일 수도 있으며, 가족과 살고 있는 현재의 집은 자신의 집이 아니라고 판단하기도 합니다.

귀가 욕망은 하루 중 저녁 시간에 발생하기 쉬운 점으로 미루어 보아서 '황혼 증후군'이라고 하는 경우도 있습니다.

본인은 매우 불안하게 느끼고 있기 때문에 '한시라도 빨리 집으로 돌아가고 싶다'라고 생각합니다. 이럴 경우 간병인은 환자의 이야기에 귀를 기울이며 환자의 감정을 받아들여야 합니다. 무조건 "당신의 집이 어디냐?"라고 하는 부정적인 질문을 하면 불안을 증폭시킵니다.

환자의 이야기를 들으면 "지금 밤이니까 내일 아침에 그렇게 합시다." 혹은 "그러면 함께 돌아갑시다."라고 말하고 집 주위를 돌다가 다시 되돌아와서, "배가 고프니까 밥을 먹자."라고 유도해서 귀가 욕망에 대한 대화를 다른 방향으로 돌리는 것입니다.

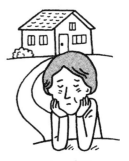

귀가 욕망

인지증의 증세가 진행되면 음식이 아닌 것을 입에 넣을 수도 있습니다. 이러한 현상을 '피카'라고 하며, 입에 넣을 수 있는 것이면 무엇이든 먹어 버리므로 티슈, 관엽식물, 화분의 흙 등 눈에 띄는 것은 모두 입에 넣어 버립니다. 잼이 들어 있던 종이 팩을 먹거나 약의 처방전이나 빈 약봉지를 먹거나, 입고 있는 기저귀 속의 대변 등을 먹어 버리는 경우도 있습니다.

비닐 같은 것을 먹으면 목에 막혀서 질식하거나, 담배와 배터리, 표백제 등을 입에 넣으면 심각한 중독을 일으키는 등 생명에 관련되는 수도 있으므로 주의가 필요합니다.

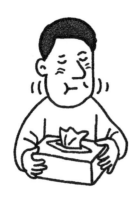

피카 현상을 목격하게 되면, 손에 닿는 장소나 볼 수 있는 위치에 위험한 물건을 올려놓지 않도록 해야 합니다. 방안에 아무것도 장식해 두지 않으면 살풍경한 방이 되어 황량해지기 때문에 그렇게 해야 한다는 것이 아니라, 꽃이나 관엽식물 등

은 손이 닿지 않는 위치에 장식하는 것이 좋습니다.

음식도 간장 등은 한꺼번에 많이 마시면 위험합니다. 조미료는 식탁에 위에 올려놓지 말고 배치 장소를 바꾸십시오.

냉장고를 열어서 음식뿐만 아니라 포장 봉투까지 먹어 버리거나, 날것으로는 먹을 수 없는 것을 그대로 먹거나 하는 경우도 있으므로 냉장고를 천으로 덮어서 보이지 않게 하는 등의 노력이 필요합니다.

대변을 맨손으로 만지거나 잡거나 하여 자신의 신체와 침구, 벽 등에 바르는 행위를 '농 서비스'라고 합니다. 농변의 원인은 기저귀에 실금된 것을 간병인에게 말할 수 없어서 스스로 기저귀를 분리하려고 한 것이 '농 서비스'로 이어졌다고 생각합니다. 이때 손톱이 자라서 손톱 사이에 대변 찌꺼기가 들어가서 빼내기가 어려운 경우가 있습니다. 이렇게 되면 냄새도 강하고 처리가 더욱 힘들어집니다. 따라서 손톱을 자주 잘라 주세요. 그러면 화장실 속의 변을 만지는 행위는 거의 없습니다.

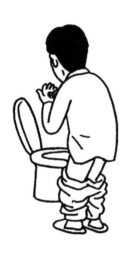

기저귀에 발생한 요실금은 불쾌할 뿐만 아니라, 스스로 어떻게 할 수 없다는 강한 스트레스와 의욕이 저하될 수 있습니다. 시중할 때에 화장실로 이동이 가능하다면 가능한 기저귀를 사용하지 말고, 화장실에서 자연 배설을 할 수 있도록 환경을 정돈하면, 농 서비스 등의 불결한 행위는 줄어들 수도 있습니다.

인지증은 어떻게 치료하는가?

PART 45

지금 현 상태로는 현대 의학으로 인지증을 완전히 치료하는 것은 불가능하며, 완전히 예방할 수도 없지만, 미래 기초 연구가 진행되면 조기 발견·조기 치료를 통해서 인지증의 증세가 진행하는 것을 억제할 수 있다고 생각됩니다.

초기 인지증의 진행을 지연시키는 약으로는 아리셉트가 있습니다. 2011년에는 메마리, 레미닐 등이 등장했습니다. 그러나 인지증 증상의 근본적인 치료는 현재 개발되어 있지 않습니다. 약은 어디까지나 그것만으로는 완전한 치료제가 아니며, 약물치료와 재활 치료 및 적절한 치료를 병행하는 것이 인지증의 악화와 진행을 억제하는 방편으로 이어지는 것으로 알려져 있습니다.

인지증은 낫지 않는다고 했는데, 인지증과 비슷한 증상이 나타나도 알츠하이머형 인지증이나 대뇌혈관성 인지증 등이 아닌 다른 증세라라면 치료할 수 있습니다. 예를 들면 정상뇌압수두증 등은 수술로 완치할 수 있습니다. 또한, 탈수증이나 갑상선 기능 저하로 인한 인지증 등은 적절한 약물과 링거를 보충적으로 주입하는 것만으로도 증세가 좋아지는 경우도 있습니다.

인지증의 증상은 핵심 증상기억력이나 판단력 저하 등과 주변 증상불안·망상·배회 등이 있습니다183페이지. 기억장애 등의 핵심 증상은 진행되지만, 망상 등의 주변 증상은 보호자와 상호작용을 하는 방식과 주변 환경에 대한 배려를 통해서 개선되는 경우가 많이 있습니다. 핵심 증상에 대해서도 뇌의 활성화를 촉진하는 간병과 재활 등으로 진행을 늦출 수 있는 효과를 기대할 수 있습니다.

정신질환에 사용되는 항정신병 치료약은 환각이나 망상 등, 정신병적 증상과 불안, 불면증, 우울증 등에 유효하며, 이러한 증상이 있는 환자들에게는 필요한 약입니다.

항정신병 치료약은 부작용이 있지만, 변비 등의 부작용은 다른 약물로 해결할 수 있습니다. 일반적으로 항정신병 약물의 부작용으로는 졸음, 피로, 메스꺼움 등이 있지만, 사람에 따라 부작용이 발생하는 양상이 다릅니다. 부작용으로서 졸음에 의한 떨림현상 때문에 넘어져서 골절로 이어지기 쉽다고 생각됩니다. 따라서 가급적이면 약물에 의존하지 않고 증상을 완화할 수 있는 대책을 세워야 합니다. 대부분의 경우, 치료약에 의한 부작용이 발생하면 약물 복용을 중단하며, 잠시 시간이 흐르면 낫기 때문에 걱정할 필요는 없습니다.

인지증 환자가 약을 복용하는 것을 기피하는 상황을 감지하면, 그 약의 복용 여부와 복용 시간 등을 확인할 필요가 있습니다. 노인은 수많은 질병에 걸려 있는 경우가 많으며, 젊은 사람보다 약물에 의한 작용과 부작용이 강하게 발생하는 경향이 있습니다.

또한, 약물에 따라서는 함께 복용하지 않으면 안 되는 것도 있습니다. 따라서 의사는 환자가 복용하는 모든 약을 파악해야 합니다. 현재는 단골 약국에서 복용하는 모든 약을 검사해 주는 시스템도 있습니다.

건강상의 입장이나 의료적 치료에 관련된 입장에 대해서는 의사나 의료진이 지원되지만, 본인의 삶에 대해 지원하는 쪽은 가족과 재활 시설의 직원, 지역사회의 관계자들입니다. 현재 인지증에 대한 의학적 치료는 충분하다고는 말할 수는 없습니다.

그리고 환자 본인이 잃어버린 신체상의 기능을 주위 사람들이 보충해 주고, 현재 환자에게 남아 있는 기능을 유지할 수 있도록 하는 것이 무엇보다도 중요합니다.

인지증 치료약의 효과적인 사용법

    2017년 현재 일본 내에서는 인지증 치료를 위한 약물은 4종류가 허용되고 있으며, 이 약물들은 2개의 그룹으로 나눌 수 있습니다. 아리셉트, 레미닐, 리버스터치패치/이크테론 패치는 콜린에스테라아제 억제제라는 그룹으로 분류됩니다.

    다른 그룹에 속하는 치료 약인 메마리는 NMDA 수용체 길항약이라고 불리며, 상기의 3개의 약제와는 다른 기능을 가지고 있습니다. 그렇기 때문에 여러 개의 콜린 에스테라아제 억제제를 동시에 사용할 수 없지만, 메마리는 콜린 에스테라아제 억제제 중의 1개의 약제와 병용하여 치료할 수 있습니다.

    인지증에는 여러 종류가 있는데, 이 4가지 약이 적응되는 것은 알츠하이머형 인지증과 레비 소체형 인지증(아리셉트에 한함)으로 한정되어 있습니다. 치료에 있어서는 정확한 진단이 중요하므로 진단의 단서가 되는 증상에 대해서는 주치의에게 알려야 합니다.

    약물요법으로 증상에 변화가 없을지라도 증상의 진행은 억제되고 있다고 생각됩니다. 복용을 중단하면 증상이 갑자기 악화되는 경우가 있으므로 자기 판단으로 임의로 중지하지 말고 주치의와 상담을 통해 치료를 받아야 합니다.

알츠하이머형 인지증 치료약

	약품명 (일반명)	적법 범위	효과 · 효능
콜린 에스테라아제 억제제	아리셉트® (도네페질)	초기 ~ 말기	신경전달물질(아세틸코린)의 분해를 억제하는 것으로서, 그 양을 증가시켜서, 적은 양의 신경세포에서도 인지기능이 보존되도록 합니다.
	레미닐® (가란타민)	초기 ~ 중기	아리셉트®와 동일한 작용을 합니다. 비교적 장시간의 효과를 기대할 수 있습니다.
	이크세론®, 리버스터치® (라리버스티구민)	초기 ~ 중기	아리셉트®와 동일한 작용을 합니다. 붙이는 약이기 때문에 연하장애를 지닌 자에게도 사용할 수 있으며, 날짜를 패치에 기록해 둠으로써 기억장애가 있는 사람에게도 사용하기 쉬운 약입니다.
NMDA 수용체 길항약	메마리® (메마틴)	중기 ~ 말기	신경세포에 악영향을 주는 루타민 산(酸)이 달라붙는 부분(NMDA 수용체)에 뚜껑을 덮어서 신경세포를 보호합니다. 효과를 내는 방법은 다르기 때문에 다른 약물과 병용할 수 있습니다.

※ ®는 등록상표의 마크입니다.
출처: 가나가와 현(神奈川県) 『모든 사람의 인지증 예방』으로부터

약물요법은 사람에 따라 부작용이 발생할 수 있습니다. 약물을 사용함으로써 얻을 수 있는 장점과 단점을 비교하면서 약을 사용할지를 검토해야 합니다. 또 지병이 있거나 부작용이 나타나기 쉬운 경우 굳이 약을 사용하지 않는 경우도 있습니다.

■ 인지증 치료제: 아리셉트

아리셉트일반적인 이름: 도네페질는 알츠하이머형 인지증과 레비 소체형 인지증 증상 진행을 억제하는 약이며, 에이사이사社가 개발해서 1999년에 발매되었습니다. 인지증 치료제 중에서도 일찍부터 사용되어 국내외에서 큰 점유율을 차지하고 있습니다.

아리셉트가 얼마나 효과가 있는가 하면, 우리의 뇌는 신경전달물질을 통해 기억ㆍ학습을 하고 있는데, 알츠하이머형 인지증과 레비 소체형 인지증 환자는 신경전달물질의 하나인 아세틸콜린이 뇌에서 감소하고 있습니다.

그래서 뇌에서 아세틸콜린을 분해하는 효소인 아세틸콜린 에스테라제의 작용을 억제하는 효과가 있는 아리셉트를 투여하고 뇌에서 아세틸콜린의 농도를 높여서 신경전달을 돕습니다.

아리셉트는 인지증의 주변 증상인 의욕 저하, 무관심, 우울증이라는 증상의 개선 효과가 보고되고 있습니다. 또한, 레비 소체형 인지증에 적응하는 유일한 약입니다.

콜린에스테라아제 억제제 중에서 단 한 가지, 고도의 알츠하이머형 인지증에 적응하는 약물이기 때문에 경도^{輕度}부터 고도^{高度}까지 원만한 치료를 할 수 있습니다. 1일 1회 복용을 원칙으로 하므로 약 복용을 잊는 것을 방지합니다.

약물을 삼키는 힘이 약한 사람도 복용할 수 있도록 약의 형태도 고안되어 있습니다.

- 구강내붕괴정(錠)(OD정): 입안에 넣으면 침으로 바로 약이 녹기 때문에 물이 없이도 복용할 수 있습니다. 물론 물과 함께 복용할 수도 있습니다.
- 젤리제: 컵에 들어가 있는 한 입 크기의 젤리 모양 약제제이며, 약간 걸쭉한 요소를 첨부하는 등 삼키는 힘이 약한 사람에게 적합한 약입니다. 복용하기 쉽도록 꿀과 레몬 맛이 나도록 조제했습니다.
- 드라이시럽: 가루로 되어 있으며 물에 녹여 액체로 마시거나 분말 그대로 복용할 수 있습니다.

약을 복용하는 것을 잊어버렸을 경우, 생각이 났을 때 복용하되, 항상 복용할 때보다 12시간 이상이 경과되었다면, 그날은 약 복용을 생략하고 다음날부터 통상적으로 복용하면 됩니다. 아리셉트는 신체에 체재 시간^{반감기}이 길기 때문에 하루 동안 마시지 않아도 지장은 적습니다. 복용 여부를 모를 때에는 중복해서 복용하지 말고즉 그날은 약을 복용하지 말고 다음날부터 다시 복용하기 시작하십시오.

아리셉트의 부작용으로는 식욕부진, 메스꺼움, 구토, 설사 등의 소화기에 부작용이 나타나는 경우가 있습니다.

약의 부작용은 대부분 복용하기 시작한 직후, 혹은 복용량을 증가한 이후에 발생됩니다. 부작용의 정도가 가벼우면 몸이 익숙해져서 자연스럽게 줄일 수 있습니다. 가벼운 정도의 경우에는 며칠~1주일 정도 지나면 낫습니다. 또한, 정신 증상을 악화시키는 경우가 있습니다. 흥분하기 쉽거나 불안하기도 하고 안정성을 잃기도 합니다. 이것은 뇌에 아세틸콜린이 증가했기 때문에 신경세포가 자극된 결과라고 생각할 수 있습니다. 약물 투여 개시 직후, 혹은 양을 늘렸을 경우 신체 상태가 익숙해지면 자연스럽게 양을 감소시킬 수도 있는데, 간병인의 부담이 크면 아리셉트를 감량하거나 중지할 수 있습니다.

이러한 증상은 아리셉트와는 관계없이 인지증에 의한 증상으로 발생하기 쉬운 경우도 있기 때문에, 그 원인이 되는 특이한 상황이 발생되었는지의 여부 등을 검토합시다.

■ 인지증 치료제: 레미닐

레미닐일반적인 이름: 가란타민은 알츠하이머형 인지증 증상의 진행을

억제하는 약물이며, 일본에서는 2011년부터 얀센 파마와 다케다 약품 회사가 판매하고 있습니다. 이 약의 적용 범주는 경증 및 중증 정도의 알츠하이머형 인지증입니다.

약제의 형태는 3종류가 있습니다.

- 구강내붕괴정(錠)(OD 정): 입안에 넣으면 침으로 바로 녹기 때문에 물이 없이도 복용할 수 있습니다. 물과 함께 마실 수도 있습니다.
- 내복액: 1회분의 물약이 작은 파우치에 들어 있으므로 끝을 잘라 내용물을 삼키고 있습니다.
- 알약: 일반적인 유형의 알약입니다. 삼키는 힘이 약한 사람에게는 부적합하지만, 여러 약을 처방받는 경우에는 약국에서 다른 약과 함께 하나의 약봉지에 담을 수가 있습니다.

알츠하이머형 인지증은 신경전달물질 아세틸콜린이 뇌에서 감소하고 있는 것으로 알려져 있는데, 레미닐은 다음의 두 가지 작용으로 아세틸콜린에 의한 뇌의 신경전달을 도와줍니다.

첫째는, 신경세포에서 방출된 아세틸콜린 수용체에 결합되어 정보 전달이 이루어지는데, 역할을 마친 아세틸콜린은 아세틸콜린 에스테라제라는 효소에 의해 분해되기 때문에, 레미닐이 아세틸 콜린에스테라제의 작용을 억제해서 뇌의 아세틸콜린의 농도를 높여서 신경 전달을 도와줍니다.

둘째는, 레미닐이 아세틸콜린 수용체에 작용해서 수용체의 입체 구조를 변화시켜 아세틸콜린에 대한 감수성을 높여 아세틸콜린의 작용을 도와서 정보 전달을 활성화하는 것입니다. 알츠하이머형 인지증에서 아세틸콜린뿐만 아니라 아세틸콜린 수용체도 감소하기 때문에 적은 수용체에서 효율적으로 정보 전달을 행할 수 있도록 해줍니다.

레미닐의 부작용으로는 메스꺼움, 식욕 저하, 설사, 현기증이 복용을 시작한 직후 혹은 약의 양을 늘릴 때 발생하기 쉬운 증상입니다. 몸이 익숙해지면 증상이 완화되는 경우가 많은데, 증상이 사라지지 않고 일상생활에 지장이 큰 경우에는 의사와 상담하기 바랍니다.

레미닐을 복용하는 것을 잊어먹었다는 것을 알아차렸을 때에는 그 자리에서 즉시 복용하되, 본래의 복용 시간으로부터 몇 시간 이상이 지났다면 다음 복용 시간부터 다시 복용 시간을 조절하기 바랍니다.

인지증 치료약 중에서 동일한 콜린에스테라아제 억제제에 속하는 아리셉트, 리버스 터치 패치/이크테론 패치와 함께 사용할 수 없습니다.

또한, 레미닐 복용을 중단·체중 감소하면 인지증 증상이 갑자기 악화시킬 수 있으므로 복용을 중단·체중이 감소할 때는 반드시 주치의와 상담하십시오.

■ 인지증 치료제: 리버스터치 패치/이크세론 패치

리버스터치 패치/이크세론 패치_{일반적인 이름: 리버스티구민} 의 적응은 경중 및 중증 정도의 알츠하이머형 인지증입니다. 알츠하이머형 인지증 증상의 진행을 억제하는 기능이 있으며, 일본에서는 오노약품 제약회사에서 리버스터치 패치, 노바티스파머 사_社에서 이크테론 패치의 제품명으로 판매되고 있습니다. 양자의 유효성분은 동일하므로 여기에서는 일반 약품명인 리버스티구민이라는 호칭으로 설명합니다.

리버스티구민의 가장 큰 특징은 인지증 약물 중에서 유일하게 붙이는 타입의 약물이라는 점입니다. 붙이는 약의 장점은 약물 성분이 피부에서 천천히 흡수되기 때문에 혈액 중의 리버스티구민의 농도 변동이 적은 점입니다. 개발 초기에는 내복약으로 제조된 것인데, 구토 등의 소화기 계통의 부작용 때문에 일본에서는 도입되지 않았습니다. 이 부작용이 복용 직후에 리버스티구민의 혈중 농도가 급상승하는 것으로 간주했기 때문에 부착 방지제로 개발이 진행되었던 적이 있습니다.

또 실수로 과다하게 사용하거나 부작용이 나타날 경우 패치를 제거함으로써 그 이상의 약물 흡수를 방지하는 장점도 있습니다. 내복약은 복용했는지 안 했는지 확실하지 않을 수 있지만, 붙이는 약은 그럴 염려가 없으며 내복약을 싫어하는 사람도 편리합니다.

뇌의 아세틸콜린을 분해하는 효소는 아세틸콜린 에스테라제와 부티릴 콜린에스테라제 등 2종류가 있는데, 리버스티구민은 아세틸 콜린에스테라제를 억제하는 작용뿐만 아니라 부티릴콜린에스테라제도 억제한다는 특징이 있습니다.

작용하는 부위가 다르기 때문에 다른 아세틸콜린에스테라제 억제제로 효과를 볼 수 없거나 그 부작용이 강해서 사용할 수없는 경우에는 바꾸어서 사용할 수 있습니다.

리버스티구민의 부작용은 가려움증과 발적發赤: 피부가 붉게 부음 등의 피부 증상, 구토 등의 소화기 증상이 있습니다. 피부증상은 새로운 패치를 붙일 때에 이전과 다른 장소에 붙이는 방식으로 부작용을 방지할 수 있습니다.

또한, 심장질환, 소화기질환, 간 기능장애 등의 증세가 있는 경우에는 주의가 필요합니다. 현재 치료 중인 질병뿐만 아니라 과거의 질병도 포함해서 반드시 의사와 상담하십시오.

■ 인지증 치료제: 메마리Memary

메마리일반적인 이름: 메만틴는 중증 및 고도의 알츠하이머형 인지증의 진행을 억제하는 약물입니다. 다이이치산쿄 제약회사가 2011

년에 판매했습니다. 정제錠劑와 구강내붕괴정錠이 있습니다.

메마리는 다른 인지증 치료제와 다른 작용을 합니다.

글루타민산은 뇌에서 기억과 학습에 관련된 신경전달물질이라는 역할을 하는데, 인지증 환자의 뇌에는 비정상적인 단백질에 의해 글루타민산이 과잉 상태가 되어 있습니다.

글루타민산의 양이 정상이라면 기억할 수 있는데도, 과도한 상태에서는 신경세포가 사멸되어 기억하기가 곤란해진다고 판단됩니다.

메마리는 과도한 글루타민산의 방출을 억제하여 신경세포의 사멸을 막는 기능이 있는데, 정상적인 글루타민산의 방출과 기억의 신호까지 줄일 수는 없기 때문에, 정신분열증과 환각 등의 부작용은 보고되고 있지 않습니다.

아리셉트와 레미닐, 리버스티구민의 효능은 아세틸콜린을 분해하는 아세틸콜린에스 테라제 억제 작용이며, 메마리의 효능인 글루타민산의 과잉 방출을 억제하는 작용과는 다르기 때문에, 같은 인지증의 약물이면서 병용이 가능합니다. 따라서 알츠하이머형 인지증이 중증 정도까지 진행되었을 때부터 메마리를 복용함으로써 시너지 효과를 얻을 수 있다고 알려져 있습니다.

메마리는 초기 알츠하이머형 인지증에 대한 효과는 별로 없는 것으로 알려져 있습니다.

알츠하이머형 인지증은 초기에는 아리셉트로 치료하고, 중증 정도 이상은 의사의 지시에 따라 메마리를 병용하는 경우가 많습니다.

메마리의 부작용은 건강 면에서는 복용하기 시작할 시기에 현기증이 많이 발생하는 점을 볼 수 있습니다. 인지증에 걸리면 위험 인식 능력이 저하되어 평소에 익숙하게 걸어 다닌 장소에서도 현기증이 일어나서 갑자기 넘어지기도 하는 등 예기치 못한 사고가 발생할 수 있습니다. 이로 인해 골절상을 입어서 병상에 눕게 되는 경우도 있으므로 주의를 요합니다.

그외에도 두통, 최면온종일 졸린 상태, 식욕 부진체중 감소, 변비, 혈압 상승 등이 있습니다. 드물게 볼 수 있는 심각한 증상으로는 경련과 실신, 정신병 증상이 있습니다. 약을 복용하기 시작해서부터 당분간은 신체 상태를 관찰하고 변화가 발생할 경우에는 주치의에게 보고하십시오.

■ 개발 중인 인지증 치료 특효약

2016년 오토퍼지의 연구로 노벨생리학·의학상을 수상한 오스미 요시노리大隅良典 박사의 업적은 각종 질병 치료에 응용이 가능하다고 기대하고 있는데, 그중 하나가 알츠하이머형 인지증의 치료입니다.

오토퍼지는 세포 자신이 가지고 있는 세포 내의 단백질을 분해하는 구조이며, 자식自食: 오토퍼지이라고도 합니다.

오토퍼지의 작용으로 세포 내에서 비정상적인 단백질의 축적을 막거나 과도한 단백질을 합성했을 때, 혹은 영양 환경이 악화될 때에 단백질을 재활용하거나 세포내에 침입한 병원성 미생물을 제거할 수 있는 것으로 알려져 있습니다.

알츠하이머형 인지증은 아밀로이드 β 라는 단백질이 뇌에 많이 쌓여서 신경세포의 기능장애가 생겨서 뇌가 위축되는 질병입니다. 현재 알츠하이머형 인지증 치료에 사용되는 약물은 뇌의 신경세포 간의 정보 전달을 활발하게 해서 뇌를 활성화하는 약물이며, 아밀로이드 β 에 직접 관여하는 것은 아닙니다.

현재 진행 중인 연구는 아밀로이드 β 를 줄이는 약을 만들자는 것입니다. 그래서 그에 대한 열쇠가 되는 것이 오스미 요시노리 大隅良典 박사의 연구 성과입니다. 오스미 박사는 세포가 자신의 단백질을 한 번 분해해서 그것을 이용해서 다시 새로운 단백질을 만들어 내는 오토퍼지의 구조를 규명했습니다.

이 오토퍼지를 활성화할 수 있다면, 알츠하이머형 인지증의 원인이 되는 아밀로이드 β 를 줄이는 것으로 이어져서 알츠하이머형 인지증을 치료할 수 있을지도 모릅니다. 향후 임상시험을 거쳐 10년 이내에 이러한 치료가 실용화될 것으로 기대되고 있습니다.

PART 47

그 증상은 인지증이 아닐지도 모른다

NHK가 예전에 실시했던 인지증 전문의를 대상으로 한 설문조사에서 설문에 응답한 531명의 전문의의 약 80%가 "인지증이 아닌 케이스가 있다"라고 답변하고 있습니다. 인원수로 따지면 약 3,500명의 환자들이 인지증 이외의 질병임에도 불구하고 인지증으로 진단되었다는 것입니다. 이렇게 오인하기 쉬운 질병으로는 주로 '우울증·간질·정상뇌압수두증·만성경막하혈종' 등 4가지가 있습니다.

■ 우울증

노인 우울증의 경우, 슬픔을 호소하거나 기분 저하의 경우는 그다지 없으며, 의욕과 집중력이 떨어지거나 기분이 크게 작용하는 등의 증세가 없다는 것이 특징입니다.

"건망증이 늘었다."라고 말하면서 기억력이 저하되었다는 호소를 많이 해오기 때문에 인지증으로 오진하기 쉽습니다. 그러나 이것은 우울증일 가능성을 보여 주는 증상입니다. 특히 65~75

세의 노인 중에서 이러한 성향이 강하기 때문에 주의할 필요가 있습니다. 또한, 우울증은 여성에게 많은 신체 질환을 앓고 있는 사람, 이혼이나 사별을 경험한 사람, 과거에 우울증에 걸린 사람이 걸리기 쉬운 것으로 알려져 있습니다.

우울증을 치료하면 인지증과 비슷한 증상이 극적으로 개선됩니다.

■ 간질

간질이라는 병은 몸을 갑자기 뒤틀리며 경련 발작을 일으키는 것으로 이해하는 경향이 있습니다. 또 아이에게 많은 질병이라고 생각하는 사람도 많습니다. 그러나 실은 노인의 1~2%는 간질 환자라는 외국 데이터도 있으며, 노인에게 결코 적지 않은 질병입니다. 게다가 고령자의 경우, 경련을 동반하지 않는 발작이 많이 있으므로 간질이라고 눈치채지 못하는 경우가 적지 않습니다.

경련을 수반하지 않는 발작의 증상은 일시적으로 의식을 잃거나, 눈의 초점이 맞지 않고 멍한 상태에 놓이기도 합니다. 발작하는 동안에는 기억이 없는 경우가 많으므로 인지증의 증상으로 오해받기 쉽습니다.

항간질 약물 등으로 치료하면 증상은 개선되고 일상생활에는 큰 문제 없이 생활할 수 있습니다.

■ 정상뇌압 수두증

이 질병은 지주막하출혈subarachnoid hemorrhage이나 수막염, 두부 외상 등이 원인이 뇌에 수액髓液이 너무 쌓여서 발생합니다. 수 액이 뇌를 압박하여 점차 인지증과 같은 증상이 나타납니다. 기 억장애보다 집중력과 의욕 저하가 눈에 띄는 것 외에 종종걸음 으로 걸으며, 유턴하기가 어려워지기도 하는 등 보행장애, 요실 금 등의 증상이 흔히 볼 수 있습니다.

인지증 진단을 받은 노인 중 5~6%는 정상뇌압수두증이 아닐까 하는 설도 있을 정도입니다.

정상뇌압수두증 수술로 수액이 제대로 흐르게 함으로써 뇌의 압박이 해소되고, 인지증과 같은 증상이 극적으로 개선되는 경우 가 많다고 알려져 있습니다.

■ 만성경막하혈종

이 질병은 두부 외상에 의해 뇌혈관이 끊어져 뇌에 서서히 피 가 쌓임으로써 발생합니다.

술에 취해 넘어져서 바닥에 떨어뜨린 물건을 주우려고 하다가 테이블에 머리를 부딪치는 등 본인도 기억이 나지 않을 정도로 발생된 외상으로도 발생합니다.

증상은 시간과 장소를 알 수 없는 일시적인 의식 상실로 인한 혼란, 주의력 저하, 자신의 귀로 들었던 내용을 이해하는 청력이 쇠약하고, 계산을 할 수 없게 되는 등의 증상이 몇 주에서 몇 달에 걸쳐 천천히 나타나기 때문에 인지증으로 오해받기 쉽습니다. 이 증상은 두통과 메스꺼움을 동반하기도 합니다. 수술로 혈종을 제거하고 극적으로 증상이 개선하는 경우도 많으므로 조기 검진에서 뇌 영상 진단을 받는 것이 중요합니다.

이외에도 갑상선 기능저하증, 비타민 B_{12} 결핍, 뇌염, 뇌종양 등 인지증과 감별이 필요한 질환은 적지 않습니다. 의외로 고혈압 환자가 혈압 강하제로 인해서 혈압이 너무 떨어져서 인지증과 비슷한 증상이 나타날 수 있습니다.

인지증 증상이 있다고 해서 인지증으로 단정하지 말고 적절한 검사를 해서 진단해 주었으면 합니다.

48 PART 건망증과 인지증의 결정적인 차이

건망증이 자주 발생하면 "혹시 인지증도?" 하고 걱정할지도 모릅니다. 정확한 진단은 전문의가 하지만, 보통의 건망증과 인지증은 결정적인 차이가 있으므로 참고하기 바랍니다.

■ 건망증의 주요 특징

① 건망증을 자각할 수 있다.

② 사건에 대한 기억의 일부가 결여되어 있다.

③ 팁(힌트)을 제시하면 생각해 낼 수 있다.

④ 연도, 날짜, 요일을 실수한 적이 있다.

■ 인지증의 주요 특징

① 건망증을 자각할 수 없다.

② 사건의 기억이 통째로 사라진다.

③ 팁(힌트)을 제시해도 생각이 나지 않는다.

④ 연도와 날짜, 요일뿐만 아니라 계절을 모르게 된다.

사람은 누구나 나이가 들수록 뇌의 기능이 쇠약해지고, 연령에 상응하는 자연적인 건망증을 목격할 수 있게 됩니다.

노화에 의한 보통의 건망증은, 예를 들면 '무심코 시간을 잊거나', '통장을 어디에 보관했는지를 잊어먹는' 등의 경험을 하게 되며, 이것은 인지증의 증상이 아닙니다.

기억은 '기명記銘: 정보를 학습하고 기억함', '보유정보를 기억으로 축적함', '재생정보를 기억해냄' 등의 3단계로 구성되어 있습니다. 노화에 의한 건망증은 '재생' 기능이 저하되기 때문에 기억을 해내는 데에 시간이 소요될 것입니다.

그렇기 때문에 약속했던 일이라든가 통장을 보관해 둔 것 자체는 기억하면서도 자신이 잊고 있다는 점은 자각할 수 있습니다. 일상생활에는 지장이 없으며, 인지증과 같은 질환의 진행과 기억 이외의 장애가 관찰되는 경우는 없습니다.

한편, 인지증에 의한 건망증은 '약속한 것을 기억하지 못하며', '통장을 보관한 것을 잊는' 등 그것들을 고스란히 망각해 버립니다. 이것은 기억의 초기 단계인 '기명記銘'을 할 수 없게 됨으로써 증세가 발생합니다.

예를 들면 알츠하이머형 인지증은 조금 전의 일을 잊어버리기 때문에, 여러 차례나 똑같은 말을 되묻습니다. 특히 식사나 외출한 것을 기억해 내지 못합니다.

그 자체의 기억이 없기 때문에 인지증 환자는 "약속하지 않았다."라든가 "통장이 없는데 도난당한 것이 틀림없다."라고 화를 내는 경우도 있습니다.

한편, 악기 연주와 바느질, 가사 등 몸으로 기억하는 것은 좀처럼 잊어버리지 않습니다. 또 기억하는 기능은 손상되었어도 '재생'할 수는 있기 때문에 옛날 일을 기억해 낼 수도 있습니다.

인지증의 '핵심 증상'이란 무엇인가?

인지증의 원인은 뇌신경 세포의 기능에 장애가 생겼기 때문인데, 이로 인하여 생기는 증상을 '핵심 증상'이라고 하며, 인지증은 누구라도 걸릴 수 있는 증상입니다.

한편, 핵심 증상이 발단이 되어 일어나는 증상을 '주변 증상'이라고 합니다. 최근에는 BPSD 행동·심리증상= Behavioral and Psychological Symptoms of Dementia 라는 용어로도 사용되고 있습니다.

주변 증상은 본인의 성격이나 환경이 크게 작용하며, 여러 개의 증상이 중복되기 때문에 다양화한 것으로서, 똑같은 증상은 아니라고 해도 과언이 아닙니다.

여기에서는 다양한 핵심 증상을 소개하겠습니다.

■ 기억장애

기억장애는 자신이 경험한 사건이나 과거에 대한 기억이 누락되어 버리는 장애이며, 인지증의 핵심 증상 중의 하나입니다.

인지증 환자의 기억장애는 자각이 없으며, 따라서 일상생활에

지장을 초래합니다. 또한, 최근의 일에서 점점 잊혀 간다는 특징이 있으며, 진행과 함께 악화되어 갑니다.

인지증에 대한 기억은 '단기 기억', '장기 기억', '에피소드 기억', '절차 기억', '의미 기억' 등 5가지가 있습니다.

'단기 기억'은 일반적으로 단기간 기억으로 뇌에 새겨진 사건에서 시간이 지나면 잊히거나 장기 기억으로 전환됩니다. 그러나 인지증 환자는 단기 기억조차 뇌에 새기기가 어렵기 때문에 새로운 것을 기억하기 어렵습니다.

구체적으로는 오늘 날짜를 모르고, 물건을 어디에 보관했는지를 잊어버리며, 여러 차례 같은 일을 묻는 등의 증상이 나타납니다. 인지증 초기에는 비교적 최근의 일이 기억에서 사라져 점차적으로 기억하지 못하는 양이 증가합니다.

'장기 기억'은 평소에는 생각하지 않고 있어도 무언가에 의한 계기로 기억 속에서 떠오르는 기억을 의미합니다. 일반적으로는 죽을 때까지 기억하고 있지만, 인지증이 발병되면 서서히 장기 기억이 빠져 버립니다.

구체적으로는 '자신의 출생지', '자신의 생년월일', '다니던 학교 이름' 등이 당사자라면 당연히 알고 있어야 함에도 불구하고 인지증이 진행되면 잊어버려서, 결국에는 가족의 이름이나 얼굴도 잊어버립니다. 결혼했다는 사실을 잊은 여성이라면, 결혼 이전의 미혼 여성으로 대우해 주지 않으면 알아차리지 못하는 경우도 있습니다.

'에피소드 기억'은 과거에 경험했던 일에피소드 이지만, 인지중에 걸리면 그것을 잊어버립니다. 본인에게는 자기가 체험했던 사건 자체가 완전히 기억에서 쏙 빠져 있기 때문에, 주변 사람들과 이야기가 맞물리지 않게 됩니다.

'절차 기억'은 몸으로 체험한 기억입니다. 몸으로 느낀 것은 비교적 유지되는 경향이 있습니다. 인지중이 진행되고도 칼로 식재료를 자르거나 빨래를 정돈하는 등 자신이 할 수 있는 일을 하도록 함으로써 삶의 보람으로 연결될 수 있는 케어를 할 수가 있습니다.

'의미 기억'이란 문자 그대로 말의 의미를 기억하고 있는 경우를 의미하며, 인지중이 발생하는 시기에 이르면 비교적 일찍부터 의미 기억에 장애가 오기 때문에 말을 하기 전에 "저어……" 라든가 "그으……" 등의 무의미한 말을 많이 사용해서 의사소통이 어렵습니다.

■ 현실감 장애

현실감 장애는 자신에게 놓여 있는 상황을 인식하는 능력을 말하며, 현실감 장애가 발생하면, '오늘은 몇월 며칠', '지금은 몇시인지', '자신이 어디에 있는지', '누구와 이야기를 나누고 있는지' 등을 인식하지 못합니다.

현실감 장애가 나타나면 타인과 만날 약속을 잊거나, 미아가 되거나, 가족과 친구를 모른다고 말할 수 있습니다. 증상이 진행되면 화장실을 착각하여 다른 장소에서 배변하기나 요실금을 할 수도 있습니다.

현실감 장애가 진행되면 외출할 때 자신이 어디에 있는지를 인식하지 못해서, 귀가하지 못하고 배회하는 경우가 발생합니다. 배회하는 도중에 교통사고를 일으키거나 실종되는 사건이 실제로 일어나고 있습니다.

또 계절을 인식하지 못하고 여름에도 겨울옷을 잘못 입거나 냉방도 켜지 않고 더운 방에 틀어박혀서 탈수 증상을 일으키는 사고가 발생하고 있습니다.

현실감 장애가 정상인지 아닌지의 여부는 간단한 문진으로 파악할 수 있기 때문에 의사의 인지증 진단에 참고 요소가 됩니다.

■ 판단력 장애

인지증의 핵심 증상에 판단력과 추상 능력이 저하되는 경우가 있습니다. 예를 들면 자신이 하는 일이 좋은 일인지 나쁜 일인지를 판단할 수 없게 되며, 또한 인지증이 진행된다고 하는 판단조차도 할 수 없게 됩니다. 쇼핑을 해와서 냉장고에 물건을 넣을 때, 먹거리가 아닌 세제 등을 넣는 경우가 반복적으로 발생해서 가족이 그런 행동을 눈치채는 경우가 있습니다.

추상 능력이 저하될 경우에는, 예를 들면 "오징어 있느냐?"라는 질문을 받으면 "있어요."라고 대답할 수는 있는데, "뭔가 질경질경 씹어 먹을 것 있어?"라는 질문을 받으면 오징어가 있다는 생각을 떠올리지 못합니다. 특정한 것은 인지하는데, 추상적인 내용으로 질문을 하면 인지하지 못하게 된다는 것입니다.

판단력이 저하되면 옷을 코디하는 솜씨가 어려워지고 뒤죽박죽으로 옷을 입은 모습을 하고, 계절에 맞는 옷을 입을 수 없게 됩니다. 옷을 세련되게 입었던 사람이 엉성한 스타일로 옷을 입고 있어서 이상하게 느껴지는 경우도 있습니다.

인지증이 진행되면, 앞에서 말한 바와 같이 더운 여름날에 겨울옷을 입거나 여러 겹 껴입고 다니는 경우가 있습니다.

또 상점에서 돈을 지급하지 않고 제품을 가지고 나오려고 하다가 경찰에 연행되어 있다가 경찰관의 연락을 받고 가족이 달려오는 경우도 있습니다.

물건을 훔치려는 의도는 없었으며, 단지 돈을 지급하지 않고 제품을 가져오는 것이 나쁜 것이라는 판단을 하지 못했던 것입니다.

■ 실어

실어증은 언어중추인인 대뇌에 장애가 생겨서 '듣기·말하기·읽기·쓰기'라는 언어 기능을 손실한 증상입니다.

구체적으로는 말수가 적어지고 말의 길이도 짧아지기 때문에, 예전과 달리 유창한 대화가 어렵습니다. 또 눈앞에 있는 물건들의 이름이 생각나지 않아 "이것·그것"이라는 대명사를 사용하는 빈도수가 증가합니다.

인지증이 더욱더 진행되면 글을 읽을 수는 있어도 이해하지 못하거나, 이해할 수도 읽을 수도 없습니다. 들리는 말의 의미를 알 수 없게 되거나, 말은 이해할 수 있는데도 말하는 기능에 장애가 와서 대화에 응할 수 없게 되며, 한자나 히라가나를 쓸 수 있거나, 혹은 둘 다 쓸 수 없게 되거나, 계산을 할 수 없게 되기도 합니다.

이럴 경우에는 긴 말 표현이나 문장을 사용하지 않고, 간단한 언어 표현으로 천천히 말을 건네며 제스추어를 보여 주면서 대화를 나누는 것이 좋습니다. 한 번 설명해서 이해할 수 없어도 반복적으로 조금씩 표현을 바꾸어서 하면 전달이 가능해집니다.

■ 실인증(失認症)

실인증은 눈과 귀, 코, 혀, 피부 등 신체기관에는 문제가 없는데, 오감 시각·청각·촉각·후각·미각을 작동시켜서 상황을 파악하기가 어려운 상태를 의미합니다.

예를 들면 '매일 놀러 오는 이웃집 어린이'가 '대문을 열고 마당에 들어온 곳'에서 '이 집에서 기르고 있는 강아지를 돌보고 있다'고 가정하는 장면을 가정해 봅시다.

이러한 정보를 파악하는 과정에서 어딘가가 손상되어 버리는 것이 실인증失認症입니다. 이렇게 되면 상황을 잘못 인식해 버립니다.

예를 들어 방금 전과 같은 상황을 봐도 '누군가 모르는 아이가 왔다'고 파악하거나, '개를 괴롭히고 있다'고 판단해 버리는 것입니다.

시력은 정상인데 눈으로 본 정보를 입체적으로 파악하는 것이 어렵기 때문에, 손은 솜씨 좋게 움직일 수 있어서 자신감 있었던 취미 삼아 작업해 온 아마추어 목수 일의 능력이 약화되어 버릴 수도 있습니다.

■ 실행(失行)

실행失行은 몸은 움직일 수 있는 데도 목적으로 하는 행동을 실천하는 방법을 인지할 수 없게 되는 상태를 말합니다.

예를 들면 손발에 마비 증세가 없는데도 바지를 입는 방법을 잊어버리기도 하고, 문을 열려고 열쇠 구멍에 열쇠가 아니라 연필 등을 넣어 열려고 하는 경우가 있습니다.

또 양초에 성냥으로 불을 붙일 때는 일반적으로는 성냥을 성냥갑 측면에 마찰해서 불을 일으켜야 양초에 불을 붙일 수가 있습니다. 그런데 인지증으로 인해서 실행失行이 나타나면, 성냥갑의 측면에 초를 대고 문지르거나 불이 붙어 있지 않은 성냥을 양초의 심지에 가까이 대고 불을 커려고 합니다.

이와 같이 여러 단계를 거치는 것은 실행失行 증세가 있는 사람에게는 어려운 경우가 적지 않습니다. 단계를 줄이거나 익숙한 도구를 사용하거나, 어려운 작업은 작동 순서를 기입한 표적을 붙이는 등, 실행 증세가 있는 사람도 알기 쉽게 행동할 수 있도록 할 대책이 필요합니다.

04

인지증을
예방한다

정상인과 인지증 환자의 중간에 해당하는 가벼운 인지장애 MCI=
Mild Cognitive Impairment는 Gray Zone회색 영역이 있습니다. MCI는 인지
기능기억, 결정, 이유 부여, 실행 등 가운데 하나의 기능에 문제가 있어도 일
상생활에는 지장이 없는 상태입니다.

■ **가벼운 인지장애의 정의**

① 본인 또는 가족으로부터 기억장애 호소가 인지되고 있다.

② 일상생활 동작 ADL은 정상

③ 전반적인 인지 기능은 정상

④ 연령과 교육 수준의 영향만으로는 설명할 수 없는 기억장
애가 존재한다.

⑤ 인지증이 아니다.

인지증의 전단계라고 할 수 있는 가벼운 인지장애 단계에서 조
기 발견하고 예방을 하여 연령에 맞는 건강을 회복시키거나 현
재의 상태를 유지하는 것이 중요합니다. 인지증이 발병되더라도

초기 단계라면 약물도 효과가 좋기 쉬우므로 가능하면 빨리 진찰하여 증상이 가벼운 상태를 유지하는 것이 바람직합니다.

조기 발견 및 조기 해결을 위해 가족이 가벼운 인지장애라는 점을 유의해야 합니다. 그러나 신체에 이상 증상을 느끼고 있었다고 하더라도 인지증임을 인정하고 싶지 않아서, 진행하는 단계까지 방치해 버리는 경우가 적지 않은 것이 현실입니다.

조기에 발견하는 것은 효과적인 시기에 인지증의 진행 방지에 역할을 할 수 있을 뿐만 아니라, 인지 기능이 쇠퇴해도 자신 있게 생활할 수 있도록 사회적 지원을 받을 준비를 하는 간병의 측면에서도 중요하다고 할 수 있습니다. 조기에 발견된 본인은 인지증이라는 병을 알게 되고 절망할지도 모르지만, 지원하는 자들의 치료 네트워크를 만들어 주기 바랍니다.

가벼운 인지장애는 다음과 같은 증상이 있습니다.

【기억장애】
기억장애란 "물건을 찾으려고 옆방에 갔는데 무엇을 찾으러 왔는지 아무래도 기억이 안 난다."라고 하는 등 무엇을 하려고 하고 있었는지 알 수 없게 되는 경우입니다. 이런 일이 자주 발생합니다.

【시간의 혼란】
시간의 혼란이란 날짜와 요일을 모르는 경우입니다. 뭔가 일을 생각해 내려고 할 때에도 언제 발생한 과거의 일인지 알 수 없게 되는 경우가 종종 발생합니다.

【성격 변화】

성격에 변화가 발생되면 의심이 깊어지거나 분노하기 쉬워지기도 합니다. 이것은 기억장애 등으로 자신감이 없어지나 제대로 대응할 수 없는 자신에게 초조하고 불안을 느끼는 것으로 해석됩니다.

【대화 이해 곤란】

"만약 날씨가 맑으면 광장에서 만나기로 약속하지만, 비가 오면 개찰구에서 만나자."라고 하는 조금 복잡한 대화 내용에 대해서는 이해하기가 어렵습니다. 조리 있게 논리적으로 이야기를 하려고 우화를 만들어서 이야기를 하는데, 이 말에 대해서 앞뒤가 맞지 않는 대답을 하는 경우가 있다.

【의욕 저하】

오랫동안 즐겁게 지속해 왔던 취미활동을 더는 하지 않는 상태가 의욕 저하입니다. 수십 년 동안 취미생활을 해왔기 때문에 삶의 보람이 있거나, 솜씨 좋은 사람이 그 취미를 그만두는 것은 위험한 징후입니다. 우울증으로 오진되기 쉽지만, 이럴 경우는 우울증과 인지증의 치료 방법은 다르기 때문에 주의가 필요합니다.

■ 인지증 예방 ①: 생활습관병에 주의

인지증을 예방하기 위해서는 인지증의 위험이 증가하는 요인을 피하고 심신을 활성화하는 습관을 익힐 필요가 있습니다. 우선 인지증 발병에 가장 관련된 생활습관에 대해 생각해 보겠습니다.

과식과 과음, 운동 부족, 흡연 등의 생활습관에서 발생하는 질병을 생활습관병이라고 합니다. 당뇨병, 이상지질혈증고지혈증, 고혈압, 비만 등 생활습관병에 해당됩니다. 고령자의 생활습관병은 계속 증가하고 있지만, 인지증과 많은 관련이 있는 것으로 밝혀졌습니다.

예를 들면 당뇨병은 알츠하이머형 인지증의 발병 위험을 높입니다. 규슈대학에서 실시한 연구에서는 당뇨병과 관련된 고高인슐린 혈증 상태가 알츠하이머형 인지증의 원인으로 알려져 있는 아밀로이드β라는 단백질을 분해할 수 없다 하는 점을 알 수 있었습니다.

■ 인지증 위험의 증가 요인

① 연령 80대 4명 중 1명

② 생활습관병 당뇨병 환자는 4배 이상 증가

③ 가족력

④ 스트레스 · 고독 · 히키코모리 은둔형 혼자살이 등

또한, 아밀로이드 β 와 마찬가지로 알츠하이머형 인지증의 원인이라고 생각되는 단백질의 변질 촉진에 관련되어 있는 점도 확인되었습니다. 그리고 당뇨병 환자의 알츠하이머형 인지증 발병 위험은 혈당이 정상인보다 약 4.6배나 높다는 것입니다.

또한, 고혈압 뇌혈관성 인지증의 위험을 증가하는 것으로 알려져 왔습니다. 1985년부터 후쿠오카현 히사야마야마쵸에서 이루어지고 있는 역학조사 건강 등에 대한 원인과 발생 조건을 통계적으로 분석 에서는 고혈압이 있는 사람은 정상 혈압인 사람보다 뇌혈관성 인지증에 걸릴 위험이 3.4배나 높은 것으로 나타났습니다. 또한, 50세 이상 64세 이하의 중년기에 고혈압을 가진 사람은 이보다 위험이 높아진다는 점도 확인되었습니다. 젊은 시절부터 혈압이 높은 사람일수록 대뇌 혈관성 인지증에 걸릴 확률이 높아지는 것입니다.

■ 인지증 예방 ②: 식습관을 고친다

인지증의 발병 위험을 낮추려면 식습관과 운동 습관, 행동 습관 등 지금까지의 생활습관을 다면적으로 검토할 필요가 있습니다. 생활습관을 재검토하는 것을 통해서 인지증을 예방할 수 있을 뿐만 아니라, 암이나 심장병, 뇌졸중 등의 위험을 낮추고 건강하게 장수할 수 있습니다.

먼저 식습관에 대해 설명하겠습니다.

【과식하지 않는다】

과식은 살찌는 것뿐만 아니라 밥·면류·빵 등 탄수화물의 과잉 섭취는 당뇨병의 발병·악화를 초래합니다. "위장은 80%만 채운다."라고 하는 격언을 유의하십시오.

【기름기 과잉 섭취 금지】

튀김이나 불고기 등 기름기를 너무 섭취하면 비만과 대사증후군, 당뇨병 등의 생활습관의 원인이 됩니다.

【염분을 절제한다】

염분 초과 섭취는 고혈압을 초래하여 뇌혈관질환 뇌경색이나 뇌출혈 등 및 관상동맥질환 심근경색이나 협심증 등 을 일으키기 쉽습니다. 일본인은 1일 약 10g의 염분을 섭취하고 있는데, 일본 고혈압 학회는 1일 6g 미만을 권장하고 있습니다. 싱겁게 먹는 것에 익숙해져야 합니다.

【채소 · 과일을 많이 먹는다】

채소와 과일에 들어 있는 비타민 C, 비타민 E, β 카로틴은 항산화 작용이 있기 때문에 노화 방지에 효과가 있다고 알려져 있습니다. 구체적으로 식자재를 예로 들면 당근, 토마토, 시금치, 귤 등을 추천합니다.

【생선을 많이 먹는다】

생선에 많이 들어 있는 DHA독사헥사엔산은 나쁜 콜레스테롤과 중성지방을 줄이고 뇌혈관 질환을 예방합니다. 또한, 생선에 포함된 EPA다가불포화지방산은 불포화지방산이라고 해서 혈액이 응고되는 것을 방지하는 작용이 있어서 뇌졸중을 예방하는 효과가 있습니다. 따라서 대뇌혈관성 인지증의 위험을 낮춰

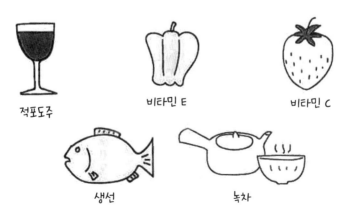

인지증 위험을 저하시키는 식자재와 영양소의 예

줍니다.

【레드와인을 마신다】

레드와인에 많이 들어 있는 폴리페놀은 알츠하이머형 인지증을 일으키는 아밀로이드 β 와 타우 단백질 Tau protein 의 축적을 억제하는 기능이 있습니다. 알코올을 마실 수 없는 사람은 폴리페놀을 포함한 가지, 녹차, 홍차를 섭취하십시오.

■ 인지증 예방 ③: 행동 습관을 고친다

행동 습관을 검토해서 인지증의 발병 위험을 낮출 수 있습니다. 포인트는 고령이 되어도 호쾌한 매일을 보내는 것입니다. 예를 들면 정년퇴직을 하면 사회와 관계가 없어지게 되어 집에 들어가야 하는 상황에 놓인 사람이 적지 않습니다.

청소년의 히키코모리 은둔형 혼자살이 는 가정폭력을 낳기도 하지만, 고령자 히키코모리는 인지증의 위험을 높입니다. 행동 습관에 의한 인지증의 위험을 줄이려면 어떻게 하면 좋습니까?

【교제】

교제 범위가 좁고 집에 틀어박혀서 생활하는 경향이 있는 사람은 인지증에 걸리기 쉬운 것으로 알려져 있습니다. 교제를 유지하고 커뮤니케이션을 도모하면 인지증을 예방합니다. 구체적으로는 지역 행사에 적극적으로 참여하고, 오랜 친구와 교류를 다시 시도하고 외출하는 기회를 늘리면 좋을 것입니다. 인터넷을 사용할 수 있다면, 페이스 북과 라인LINE 등으로 근황을 주고받기하는 것도 자극을 주기 때문에 효과적입니다.

【지적 자극】

신문이나 책 등을 거의 읽지 않는 생활을 하고 있지 않습니까? 문장을 읽고 이해하고, 그것이 자신에게 어떤 의미가 있는지를 생각하는 것은 고급 수준의 지적 자극이 됩니다.

신문이나 책을 읽고 생각하거나, TV나 라디오에서 뉴스를 듣고 정보에 민감해짐으로써 인지증의 위험을 낮출 수 있습니다. 크로스 워드 퍼즐이나 스도쿠 같은 퍼즐, 스마트폰 앱이나 TV 게임 등을 즐길 수 있는 사람은 마음껏 즐기기 바랍니다.

【취미】

직장과 가사 때문에 바빠서 취미를 즐기거나 자원봉사 활동을 할 여유가 없었던 사람도 시간적인 여유가 생기면 취미와 자원봉사 활동으로 보람을 찾는 것이 인지증 예방에 도움을 줍니다.

취미로 바둑이나 장기, 분재, 사진, 그림 그리기 및 그림 감상, 여행, 글쓰기, 서예 등 여러 가지가 있습니다. 돈이 없어도 즐길 수 있는 취미도 적지 않습니다.

자원봉사 활동은 지역의 지자체와 사회복지협의회에 문의하면 사회복지 및 환경 보호, 방재 활동, 어린이 학습, 국제 교류 등 다양한 분야를 소개해 줍니다. 이러한 활동에 참여하면 인생의 새로운 보람을 찾을 수 있을지도 모릅니다.

■ 인지증 예방 ④: 운동 습관을 고친다

정기적으로 운동을 하면 인지증을 예방합니다. 운동은 신체뿐만 아니라 뇌에도 자극을 주므로 심신을 활성화할 수 있습니다. 운동은 나이를 먹어도 유산소운동을 하는 것이 가장 좋습니다. 구체적으로는 걷기, 느린 조깅, 수영, 수중 걷기, 요가, 하이킹, 애완동물 기르기와 산책하기 등입니다.

미국 일리노이대학 연구팀의 데이터에 따르면, 유산소 운동은 뇌 기능 저하를 방지하고 뇌를 젊게 유지하는 기능이 있습니다. 지속적으로 산소를 체내에 주입함으로써 뇌혈관에 신선한 산소를 포함한 혈액이 이송됩니다. 뇌에 혈액이 풍부해지면 뇌신경세포_{뉴런}가 새로 만들어집니다.

또 뇌의 혈류 증가로 인해서 상처로 인하여 작동하지 않는 모세혈관 대신에 새로운 모세혈관을 만들어 갑니다.

건강 증진에 주력하고 있는 가나가와현은 '3·0·3·3 운동'을 추진하고 있습니다. 1회 30분의 운동을 1주일에 3회 _{가능하면 2일에 1회}, 3개월 계속적으로 운동을 하자고 하는 슬로건입니다.

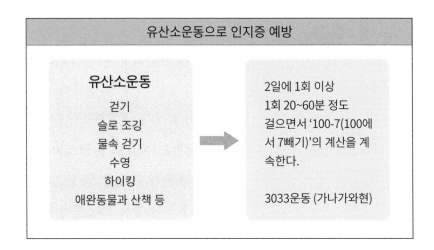

유산소운동으로 인지증 예방

유산소운동

걷기
슬로 조깅
물속 걷기
수영
하이킹
애완동물과 산책 등

2일에 1회 이상
1회 20~60분 정도
걸으면서 '100-7(100에
서 7빼기)'의 계산을 계
속한다.

3033운동 (가나가와현)

　3개월 동안 운동을 하다가 3개월 만에 운동을 그만두어도 괜찮다고 하는 의미는 아닙니다. 운동을 3개월 동안 지속적으로 하면, '체력이 향상되었다'고 하며 '몸상태가 좋아졌다'고 하는 점을 실감할 수 있기 때문에, 그후에도 자발적으로 계속 운동할 것을 기대하고 있는 것입니다.

　또 두 가지를 동시에 행하면 인지증 예방의 효과가 높아지는 것으로 알려져 있습니다. 산책이나 조깅을 하면서 100에서 7을 빼는 계산을 합니다. '100에서 7 빼기 해서 93'이며, 뒤이어서 '그 숫자에서 다시 7을 뺀다'고 하는 숫자 빼기 뇌운동을 합니다. 즉 자신이 '93'이라고 응답했다는 것을 기억할 필요가 있습니다. 이것을 반복해 나갑니다.

■ 인지증 예방 ⑤: 웃음 효과

당신은 하루에 몇 번 정도 웃고 있나요? 잘 웃는 사람일수록 인지증에 걸리기 어렵다는 연구 결과가 있습니다. 도쿄대학 대학원 콘도 나오키近藤尚己 교수 등이 실시한 전국 65세 이상 남녀 약 2만 명을 대상으로 실시한 조사에서는 평소에 거의 웃지 않는 노인은 매일 잘 웃는 노인보다 1.54배의 '건강 상태가 좋지 않다'라고 생각하고 있었습니다.

이 조사에서 심장병이나 뇌졸중 등 생명에 관련된 질병과 웃음과의 관계도 밝혀졌습니다. 거의 웃지 않는 사람은 거의 매일 웃는 사람에 비해 뇌졸중 발병 비율이 1.6배, 심근경색 등의 심장질환은 1.21배나 높았습니다. 이러한 질병은 혈관의 탄력성을 잃게 되는 동맥경화가 관여하고 있습니다.

다른 연구에서도 코미디 프로그램 등을 보고 웃고 있을 때 뇌의 전두엽과 후두엽의 혈류가 증가하고 있는 것을 알 수 있습니다. 따라서 매일 웃는 사람에 비해 거의 웃지 않는 사람의 인지 기능이 저하되는 비율이 2.15배 높았다는 보고가 있습니다.

왜 웃음과 건강 상태가 좋아지는 것입니까? 웃음과 긴장을 풀어주는 부교감신경이 우위가 되어 편안하고 스트레스가 감소하는 것으로 간주합니다. 또한, 큰소리로 웃을 때는 복근 등 많은 근육을 사용하여 웃는 것 자체가 유산소운동이 될 수 있습니다.

웃음의 효과

일상생활에서 소리 내어 웃는 빈도

거의 매일 ·································· 남성 38%, 여성 49%

거의 없음 ·································· 남성 10%, 여성 5%

**거의 매일 웃는 사람에 대해서,
거의 웃지 않는 사람의 현재의 건강 상태**

별로 좋지 않다 · 좋지 않다 ··············· 남성 1.54배

여성 1.78배

> 거의 매일 웃는 사람과 비교하면,
> **1.5배 이상!**

전국 65세 이상의 남녀 약 2만 명 대상: 웃음의 빈도와 건강 상태의 관계 앙케트 2013년 가을 실시

■ 인지증 발병 리스크

웃음의 건강 효과는 이외에도 통증 완화의 면역을 담당하는 자연 살해세포의 활성화, 호흡 기능 개선, 항우울 작용, 인지 기능의 유지 등의 보고가 있습니다.

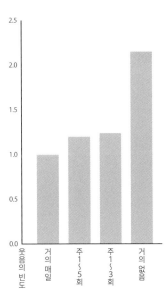

오사카대학 대학원 오히라 테쓰야(大平哲也) 교수에 의한 조사

"행복하기 때문에 웃는 것이 아니다. 웃으니까 행복한 것이다."라는 표현도 있습니다. TV에서 개그 프로그램을 보고 웃는 것도 좋지만, 사람이 모여 즐거운 수다가 시작되면 반드시 웃음이 생깁니다.

친밀한 교제를 하는 사람을 늘려가는 것이 인지증 예방에도 도움이 됩니다.

'100세 시대'의 인지증 대책

우리 병원이 있는 가나가와현神奈川県은 구로이와 유지黒岩祐治 지사가 앞장서서, 병이 발생하지 않는 상태, 즉 미병 개선과 인지 증 예방에 최선을 다하고 있습니다. 구로이와 유지 지사가 저술한 『100세 시대 ─ '미병' 권유 ─』IDP 출판사에 이와 관련된 본인의 소신이 자세하게 쓰여 있는데, 그 일부를 여기에 소개하겠습니다.

가나가와현 전지역에서 전개하고 있는 것은 '코그니사이즈'라는 운동 프로그램입니다. 이것은 영어 'Cognition인지'와' Exercise운동'을 조합한 신조어이며, 아이치현愛知県의 국립 장수 의료연구센터가 개발한 인지증 예방 프로그램입니다.

이것은 코그니션 과제와 운동 과제를 동시에 실시하는 것으로 서, 뇌와 몸의 기능을 효과적으로 향상시키는 것을 목적으로 하고 있습니다. 운동하면서 계산뺄셈하기과 끝말잇기를 하는 등 동시에 2개의 동작을 행하여 두뇌의 활동을 활발하게 하는 기회를 제공함으로써 인지증의 발병을 늦추겠다는 것입니다.

코그니사이즈는 2014년에 시범사업으로 가나가와현에서 시

작했습니다. 「손바닥을 태양에手のひらを太陽に」, 「365 걸음의 행진 三百六十五歩のマーチ」 등의 노래를 큰 소리로 부르면서 방안을 행진 하며 2명씩 짝을 이루어서 끝말잇기를 하면서 걷고, 참가자 모두 가 즐기면서 운동을 하는 것입니다.

2014년은 가나가와현의 각 지역에서 '16회 코그니사이즈 운 동'을 위한 교실이 개최되어 협력에 임해 준 '국립 장수의료연구 센터'의 보고서에 따르면 다음과 같은 항목으로 운동을 전개했 습니다.

① 의미 있는 기억의 향상
② 다리 기능과 밸런스라는 운동기능 향상
③ 우울한 경향의 감소
④ 생활 범위의 확대

그다음 해에는 가나가와현의 전 지역에서 전개되었으며, 지도 요원 양성을 위한 연수회가 실시되기도 했습니다.

■ 즐기면서 할 수 있는 코그니사이즈

코그니사이즈는 혼자서 혹은 여러 명이 즐기면서 할 수 있습니다. 10분, 20분이라도 매일 계속하는 것이 중요하므로 매일매일 지속해서 즐기는 것이 중요합니다.

코그니사이즈는 운동을 하면서 동시에 뇌 운동도 하는 것이 포인트입니다. 숫자를 세어 스탭을 밟으면서 '3의 배수'마다 손뼉을 치거나, 그룹을 지어 보행하면서 '끝말잇기'를 하는 방식이기 때문에 두뇌를 사용하지 않을 수 없습니다. 머리와 몸을 동시에 사용하는 것이 인지증 증세를 예방하게 되는 것입니다.

구체적으로 어떻게 할 것인지를 다음과 같이 소개하겠습니다. 코그니사이즈를 할 때에 주의할 점은 "코그니사이즈 실시 10개조"220페이지에 있습니다. 제7조의 '다소 힘들다고 느낄 정도의 운동'이라고 하는 이유는 심박수가 1분에 100~120 정도가 되는 것을 기준으로 하기 때문입니다. 너무 의욕에 넘쳐서 과잉 운동을 하다가 숨이 막히지 않도록, 그리고 넘어져서 다치는 일이 없도록 즐기면서 시행하십시오.

코그니 스텝

STEP1
코그니션 과제

STEP2
엑서사이즈 과제

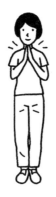 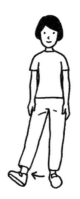

STEP1. 코그니션 과제

두 발로 서서, 확실히 생각하면서 1부터 순서대로 숫자를 세고, 3의 배수에서는 손뼉을 칩니다.

STEP2. 엑서사이즈 과제

스텝을 기억합니다.

① 오른발을 오른쪽으로 → ② 오른발을 원상태로 되돌린다 → ③ 왼발을 왼쪽으로→

④ 왼발을 원상태로 되돌린다. ①~⑤를 반복하며 리듬에 맞추어 스텝을 밟아 갑니다.

STEP3. 코그니 스텝

운동하면서 뇌를 자극한다.

① 양발을 모으고, 똑바로 선다. ② 오른쪽 다리를 올린다. ③ 오른쪽으로 크게 내딛는다. ④ 오른발을 원상태로 되돌린다. ⑤ 왼발을 들어 올린다. ⑥ 왼쪽으로 크게 내딛으며 박수를 친다. ⑦ 왼발을 원상태로 되돌린다. ①~⑦ 1세트로 약 10분간 반복한다. 1, 2, 3, 4, 5, 6, 7, 8……로 수를 세면서 ①~⑦의 단계를 계속하며, 3의 배수에서 손뼉을 친다. 동작이 익숙해지면 단계별의 순번을 바꾸기도 한다(예: 좌우 및 전후 결합)

또는 손뼉을 치는 배수의 수를 바꾼다(예: 5의 배수에서 손뼉을 친다) 이러한 방식으로 다양한 운동을 해 봅시다.

STEP3 오른쪽 옆 · 왼쪽 옆으로 스텝을 밟는다

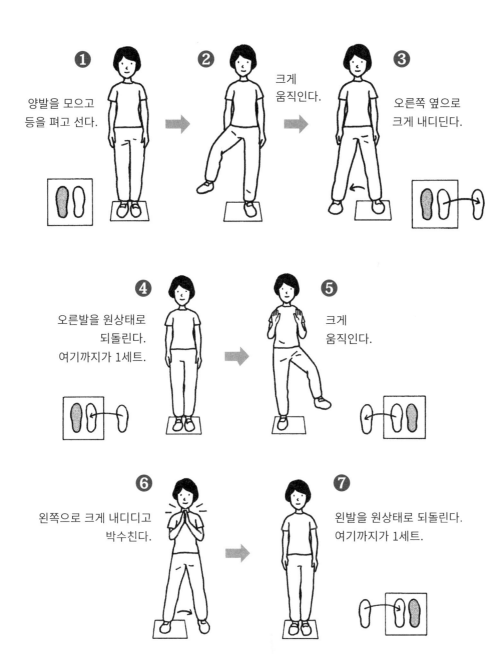

❶ 양발을 모으고
등을 펴고 선다.

❷ 크게
움직인다.

❸ 오른쪽 옆으로
크게 내디딘다.

❹ 오른발을 원상태로
되돌린다.
여기까지가 1세트.

❺ 크게
움직인다.

❻ 왼쪽으로 크게 내디디고
박수친다.

❼ 왼발을 원상태로 되돌린다.
여기까지가 1세트.

코그니라다 기본편

기본형 동작 ①~⑧의 반복을 기억합시다.

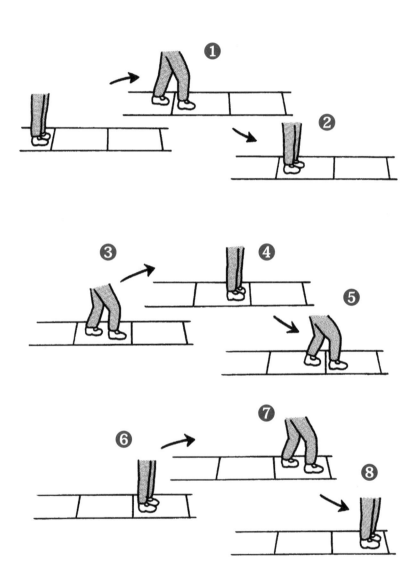

코그니라다 응용편

응용편에서는 우선 '②~⑤에서 밖으로 나가기'를 해봅니다.
그리고 '③~⑥에서 발을 밖으로 내보내기'와 '③, ④, ⑦, ⑧에서 발을 밖에 내보
내기' 등 다양한 숫자로 발을 밖으로 내보내 봅시다.

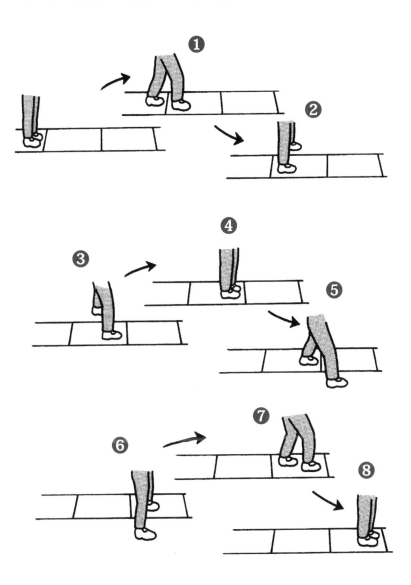

5인1조가 되어 순번대로 한 사람씩 소리내어 숫자를 세고,
'4의 배수'일 때는 수를 세지 않고 손뼉을 친다.
여기에 운동(스텝 운동이나 보행)을 결합한다.
동작이 익숙해 지면 숫자를 세는 방법을 역순으로 바꾸어 보거나,
배수의 숫자를 바꾸어 봅시다.

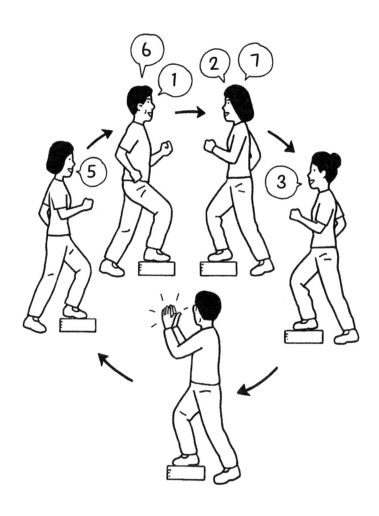

모두 함께 코그니사이즈 [3인이 즐겁게]

3인1조가 되어 순번대로 외우는 끝말잇기를 실시한다.
다만, 2인씩 및 1인씩의 단어를 말하고 나서 자신의 순서가 된다.
여기에 운동(스텝 운동이나 보행)을 결합한다.

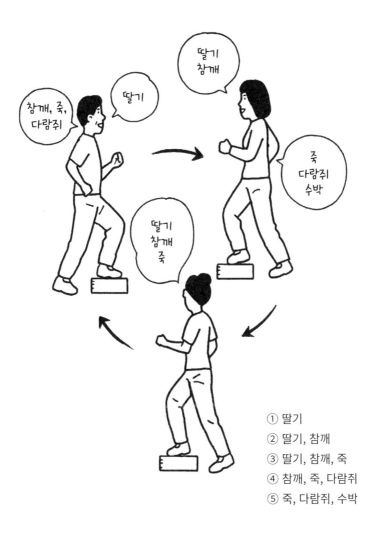

① 딸기
② 딸기, 참깨
③ 딸기, 참깨, 죽
④ 참깨, 죽, 다람쥐
⑤ 죽, 다람쥐, 수박

코그니워크

평소처럼 걷기, 끝말잇기·계산·노래 등을 섞어 조금 빨리 걷기!

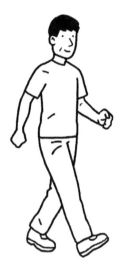

· 시선은 앞쪽으로
· 상반신을 세운다
· 손은 확실히 뒤로 흔든다
· 배근육은 자기 쪽으로 당긴다
· 확실하게 발을 뻗어찬다
· 발뒤꿈치부터 발을 내디딘다

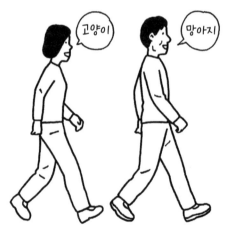

출처: 국립 의료연구센터 '코그니사이즈'

코그니사이즈 실시 10개조

평소처럼 걷기, 끝말잇기·계산·노래 등을 섞어 조금 빨리 걷기!

제1조 무리하지 않고 서서히 행한다.

제2조 스트레칭부터 시작한다.
(몸이 따뜻하지 않은 상태에서 갑자기
운동하면 부상으로 이어집니다)

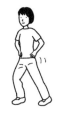

조금씩

제3조 수분을 보충한다.
(물이나 스포츠 음료를 마시고, 탈수에 주의)

수분 섭취

제4조 통증이 발생하면 휴식을 취한다.
(통증은 몸의 위험 신호입니다.
아픔을 견디면서까지 무리하지 않도록 합시다)

제5조 운동 중에 넘어지지 않도록 주의한다.
(비틀거릴 것 같을 때에는 뭔가를 잡고 합시다)

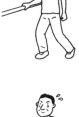

낙상 주의

제6조 짧은 시간이라도 가능하면 매일 실시한다.

제7조 '다소 힘들다'고 느낄 정도의 운동을 행한다.
(맥박수를 측정하여 적정한 운동 강도에서 실시합시다)

제8조 익숙해 지면 다음 단계로 이동한다.

좀 힘들다.

제9조 운동 내용은 여러 종목을 실시한다.
(근육 운동과 밸런스 연습 등도 도입하고,
다른 내용의 운동을 다양하게 합시다)

제10조 지속적으로 실시하는 것이 가장 중요하다.
(운동 지속을 위해서는 운동 실시 기록이나
그룹 활동이 도움이 됩니다. 혼자 할 때에는
하루 중에 시간을 정해 실시하는 것이 좋습니다)

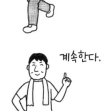

계속한다.

'후지TV'의 캐스터 시절에 응급의료 캠페인을 전개하며 '구급구명사救急救命士: 응급생명구조사 제도'를 탄생시킨 구로이와 유지黑岩祐治 지사는 인지증과 개호에 조예가 깊으며, 본인 스스로 강습을 받은 '인지증 서포터'입니다. 이러한 경력을 거친 구로이와 유지 지사는 미래에는 인지증 환자의 자립 지원이 중요하다고 강조하고 있습니다. 재활시설의 직원도 자원봉사도 인지증 환자를 '후견'하려는 것이 아니라 '자립 지원'을 하는 자세가 중요하다는 것을 강조하고 있습니다.

그에 대한 하나의 사례로서 어느 요양 시설의 독특한 방법을 소개하고 있습니다. 그것은 인지증 환자를 포함한 개호사업소인데 입소자에 "산책 가자."라고 권유하자 "추우니까 안 가겠다."라고 거절당했다고 합니다. 그런데 "지역 청소 활동에 가야 하는데 협력해 줄 수 있을까요?"라고 말하면, "어쩔 수 없이 가야겠다."라고 말하며 자리에서 일어났다는 것입니다.

인지증 치료센터의 직원은 환자로 하여금 사회에 도움을 주고 싶다고 하는 마음을 예리하게 자극하고 있었습니다. 따라서 입원한 환자는 간병을 받는 사람이 아니었습니다. 말하자면 시설 직원이 입소자에게 사회생활을 하도록 지원했던 것입니다. 사람은 타인으로부터 도움을 받으면 행복할 수 있다고 생각하지는 않습니다. 오히려 타인의 신세를 지고 있는 것은 괴롭다고 느끼며, 가능하면 타인을 위해 도움을 주고 싶을 것입니다. 인지증 환자도 마찬가지입니다. 시설 직원은 그러한 지원을 하고 인지증 케어의 발상을 전환해야 합니다.

　구로이와 지사가 제창하는 「가나가와 미병 개선 선언神奈川未病改善宣言」 중에는 '사회 참여= 사람과 사람의 만남·교류를 추진하는 대책'이라는 내용이 포함되어 있습니다. 자원봉사로서 시민병원과 공원에 꽃을 심고 지역 사람들로부터 "고맙다!"라는 감사의 말을 듣는 것은 그 어떤 약보다 효과가 큽니다.

'마음'의 미병未病을 개선하기 위하여

구로이와 지사는 인생 100세 시대를 향해서 모두가 건강하고 장수할 수 있는 사회를 목표로 해서 '미병 개선'이라는 활동을 전개하고 있습니다. '미병未病'은 건강과 질병을 2개로 나누는 것이 아니라, 심신 상태를 건강과 질병 사이를 오가는 애매한 상태 그러데이션로 파악하려는 발상입니다. '미병' 단계에서 미리 대처하면 병에 걸려서 치료하는 것보다 심리적으로나 의료비의 부담이 훨씬 가벼워집니다.

사람의 신체는 건강과 질병 사이에 명확한 경계는 없습니다. 혈액검사를 해 보면 사소한 이상 수치는 나오지만, 아무런 증상이 없거나 가끔 가벼운 두통이나 두중감頭重感: 머리가 무겁다는 느낌을 느끼지만, 검사해도 아무런 이상이 없다는 등 건강하지도 않지만 또 질병도 없는 상태를 '미병'라고 생각합니다.

지금까지는 신체 증상으로서 미병에 대한 이야기를 했는데, '마음'에도 미병이라는 상태가 있음을 지적해 두고 싶습니다. 기

222

분이 우울하고 일할 의욕도 없어서 일어나지 않고 누워만 있고 싶어 하지만, 그래도 식사는 해야 하며, 적당히 잠을 잡니다. 즉 우울증이라고 할 정도의 상태도 또한 아닙니다. 최근 건망증이 많아졌다고 자각은 하지만, 생활에 지장을 초래할 정도는 아닙니다. 단순한 노화 변화에 의한 건망증인지 가벼운 정도의 인지 장애라고 할 수 있을지, 또한 심신의 그러데이션 상태, 즉 마음의 '미병'이라고 합니다. 마음의 '미병'도 증상이 진행되지 않는 동안에 미리 대처함으로써, 심각하게 변화하는 것을 억제하는 동시에 질병을 막는 것으로 이어지는 것입니다.

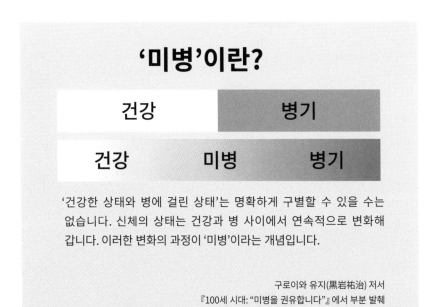

'미병'이란?

건강	병기	

건강	미병	병기

'건강한 상태와 병에 걸린 상태'는 명확하게 구별할 수 있을 수는 없습니다. 신체의 상태는 건강과 병 사이에서 연속적으로 변화해 갑니다. 이러한 변화의 과정이 '미병'이라는 개념입니다.

구로이와 유지(黒岩祐治) 저서
『100세 시대: "미병을 권유합니다"』에서 부분 발췌

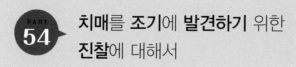

인지증 초기 증상이 진행될 경우에는 조기_{早期}에 정확한 진단이 내려지지 않는 수가 있습니다. 인지증이 걱정될 때에는 가능하면 전문의료기관에서 진찰을 받아야 합니다. 본인이 진찰받기를 싫어할 때에는 본인이 신뢰하는 주치의와 상담하여 봅시다.

인지증 초기 증상을 보이는 본인은 부정하고 있겠지만 주치의는 미리서 인지증이 걱정된다는 취지를 알려 놓습니다. 이런 경우에 내과적 검사 외에 머리 CT검사와 하세가와식_式 인지증 스케일_{간이 지능검사} 등을 이용하여 선별적인 검사가 실시됩니다. 환자의 '언제나 반복되는 일상적인 생활습관 등'을 잘 알고 있는 주치의의 존재가 주는 효과는 매우 크다고 생각합니다.

인지증에 대한 대처는 더 일찍 추진하는 쪽이 더욱 효과적이지만, 다른 한편으로 인지증의 의료에 대한 전문적인 지식을 갖춘 전문적인 의료 종사자가 많지 않은 것이 현실입니다.

인지증을 조기에 발견하고 적절한 치료를 하기 위해서는 전문의의 진찰이 필요합니다. 인지증을 담당하는 의료기관은 다음과 같습니다. 인지증 관련 학회에서는 인지증 전문의를 공개하고 있으니 가까운 전문의를 찾아보십시오.

【일본인지증학회】

거주하고 있는 해당 도시인 행정단위의 지역 포괄 지원센터 나 복지 상담 창구 보건소·보건센터 등에 상담하면 가까운 의료기관을 안내받을 수 있습니다.

◎ 홈페이지 주소 http://dementia.umin.jp/

【일본노년정신의학회】

인지증 등 노인정신의학에 대한 전문적인 지식과 윤리관을 갖춘 임상을 '일본노년정신의학회전문의'로서 인정하고 학회 의 홈페이지에서 공개하고 있습니다.

◎ 홈페이지 주소 http://www.rounen.org/

집필을 마치며

　나는 인지증에 관련된 강연을 할 때마다 "인지증은 하나님께서 주신 마지막 최고의 선물"이라고 강조합니다. 이 말을 듣는 주변 사람들은 나에게 "인지증이 최고의 선물이라니 농담이지? 간병을 하는 가족 입장이 되어봐."라고 하는 불만을 늘어놓기도 하는데, 나는 모든 질병에는 의미가 있다고 생각합니다. 하물며 인생이 종말로 가는 시기에 발병하게 되는 인지증에는 큰 의미가 있을 것임이 틀림없습니다.

　오랫동안 나는 그 의미에 대해서 생각해 왔는데, 어느 날 '아, 바로 이것이다.'라고 깨달았습니다. 그 계기는 훌륭한 수행을 쌓아온 어느 스님이 암을 앓고 죽음 직전에 주변 사람들에게 "죽고 싶지 않다."고 말하며 죽어가는 것을 두려워하고 있었다는 이야기가 있었습니다.

　죽음을 눈앞에 둔 사람이 인지증에 걸렸다면 어떨까요? 이 책에서도 자주 언급한 바와 같이 사람이 인지증에 걸렸어도 젊은 시절에 경험한 즐거웠던 일을 기억하고, 특히 인생을 충실하게 살았던 시절의 기억은 고스란히 남아 있습니다. 단기 기억으로 며칠 전의 기억은 남아 있지 않지만 현재의 기억은 남아 있습니다.

　주변 사람들의 도움을 받으면 인지증에 걸린 환자도 현재가 가장 소중한 시간입니다. 바로 이 현재를 소중히 여기면서 인간으로서의 존엄성을 유지하며 즐겁게 살고, 또 두려움 없이 죽음을 맞이하면서 인생을 마감할 수 있는 것입니다.

이러한 의미에서 인지증은 하나님께서 주신 인생 마지막의 최고의 선물입니다. 그러나 인지증 환자는 혼자 살아가기가 어렵기 때문에 주변 사람들의 지원이 절대적으로 필요합니다.

이 세상은 아직 인지증에 대한 오해와 편견이 적지 않지만, 나는 모두가 인지증 환자에 대해 적절하게 지원해서 인지증이 '최고의 선물'이 될 것을 희망하고 있습니다.

내가 인지증에 관한 강연을 할 때 청중들에게 마지막으로 보여주는 어느 사건을 이곳에 소개하겠습니다.

2006년 2월 1일, 교토에 살고 있는 직업이 없는 K 당시 54세 씨는 인지증을 앓고 있는 자신의 어머니를 살해하고 동반 자살을 시도한 것으로 보이는 사건이 발생했습니다. 그해 6월에 이 사건에 대한 공판이 열렸는데, 사건 내용은 어머니를 살해한 뒤 자신도 자살을 시도했지만, 미수에 그친 상태로 발견되어 살아남은 사건입니다.

K 씨는 어머니와 둘이서 살고 있었고, 사건 발생 9년 전에 아버지가 사망했으며, 그때부터 어머니에게 인지증 증상이 나타나기 시작해서 K 씨가 혼자서 간병을 했습니다. K 씨는 휴직을 하고

주간 보살핌을 이용했지만 간병의 부담은 점점 늘어났고, 결국은 2005년 9월에 간병을 위해서 회사도 그만두었습니다. 정부로부터 받는 생활보호는 실업보험 혜택이 있다는 이유로 인정되지 않았습니다.

"결국 죽으라는 건가?"

그는 간병과 양립할 수 있는 직업을 가질 수도 없었으며, 그해 12월에는 실업보험 혜택조차 끊겼습니다. 그리고 카드 대출도 한도 액수를 초과해서 보육이나 아파트 대금을 지급할 수 없게 되자 결국은 2006년 1월 31일 동반 자살을 결심했습니다.

"이것이 마지막 효도다."

K 씨는 이날 휠체어에 어머니를 싣고 마지막으로 교토 시내를 관광했으며, 그는 시내의 편의점에서 자신의 지갑에 남아 있던 동전으로 크림빵을 사서 어머니와 둘이서 먹었습니다. 그리고 2월 1일 새벽, 교토의 어느 하천 산책로에서 "이제 살 수 없어요, 이것이 마지막입니다."라고 어머니에게 말하자, 어머니도 "그래, 너와 함께 이 세상을 끝내자."라고 대답했습니다.

K 씨가 어머니에게 "죄송하다."고 사과하자 어머니는 "이리 오너라." 하고 말했으며, K 씨는 어머니에게 다가가자, 어머니는 "너는 내 아들이다."라고 말했습니다. 이 말을 들은 K 씨는 어머

니를 살해할 것을 결의하고, 결국은 목졸라 죽이고 자신도 칼로 목을 잘라 자살을 시도했으나 실패했습니다.

법정에서 공판 진술을 하는 동안 K 씨는 똑바로 위를 향하고 있었습니다. 입술을 떨면서 안경을 벗고 오른손으로 눈물을 닦는 장면도 보였습니다.

재판에서 K 씨가 헌신적인 간병을 하기 위해서 직장에서 내몰려지는 과정도 진술했으며, 어머니를 살해할 때 나누었던 대화 내용과 "어머니의 목숨을 빼앗았지만 다시 어머니의 자식으로 태어나고 싶다."라고 하는 진술도 했습니다. 재판이 열린 법정에서 K 씨가 이렇게 진술하자 검찰관도 눈물을 흘렸으며 분위기는 참담했습니다.

눈시울을 붉힌 판사는 말을 잇지 못했고, 교도관도 눈물을 참는 것처럼 윙크를 하는 등 법정은 조용했습니다.

"참으로 안타깝고 슬픈 사건입니다. 피고는 앞으로 살아남아서 절대로 자기 자신을 살해하지 않도록 하고, 어머니를 위해 기도하고 행복하게 살아가세요." 판사가 마지막에 이렇게 말하자 "감사합니다."라고 말하며 피고는 고개를 숙였습니다. 법정은 피고는 물론 방청객과 검찰관이 흐느끼는 소리로 슬픔이 가득 찼습니다.

이 이야기는 다음과 같이 계속됩니다. K 씨에 대한 판결은 징역 2년 6개월에 집행유예 3년이었습니다. 판사는 "재판을 받고 있는 쪽은 피고가 아니라 일본의 간병 제도와 행정부다."라는 말을 덧붙였으며, K 씨도 "어머니 몫까지 살고 싶다."라고 약속했습니다.

그 후, 원래 피고는 시가현滋賀県의 어느 아파트에서 독신생활을 하면서 목재회사에서 일하고 있었습니다. 그의 집에는 어머니와 아버지의 위패를 보관한 불단을 두고 있었다고 합니다.

그런데 사건 발생 이후 7년이 지난 2013년 2월 K 씨는 "회사에서 해고됐다."라고 친척에게 소식을 전한 것을 마지막으로 연락이 두절되자 친척이 경찰에 실종 신고를 했습니다. 그리고 실종 신고를 한 8년 6개월 후인 2014년 8월 1일, 그는 교토의 비와코대교琵琶湖大橋에서 호수에 뛰어들어 자살을 했습니다.

이런 비극이 다시 일어나지 않도록 인지증을 앓고 있는 환자 본인과 가족을 지원하는 사람의 연결고리가 이어져서, 마지막까지 안심하고 즐겁게 살아갈 수 있는 사회가 오기를 간절히 바랍니다.

"당신 주변에 도움이 필요한 사람은 없습니까?"

나는 2013년부터 가나가와현神奈川県의 교육위원으로서 어린이들의 교육 부분을 담당하고 있습니다. 아이들 중에는 부모와의 이별, 육아 포기, 빈곤 아동에 대한 DV가정폭력 등에 노출되어 있는 아이도 있습니다. 결과적으로는 집단 따돌림 문제도 이러한 가정에서 발생하는 것입니다.

집단 따돌림은 왕따를 당하는 당사자인 그 아이가 나쁘기 때문에 그 아이만 처벌하는 것은 효과적인 해결책이라고 할 수 없습니다.

우리 사회가 더욱더 적극적으로 가정 문제에 파고들 필요가 있다고 생각합니다. 그래서 아이들을 지역사회에서 보살펴 줄 수 있는 사회 시스템이 중요하다고 생각합니다. 즉 지역사회에서 아이들과 어르신들을 보살펴야 합니다.

"어르신이 웃는구나, 내가 가야 할 길. 아이를 꾸짖는구나, 내가 걸어온 길"이라는 유명한 문구가 있습니다. 인지증 노인에 대해서 헤아려 본다면 현재의 풍요로운 사회는 그 분들의 덕분이라고 생각하고 감사히 여기며, 아이들은 우리의 미래를 지탱해 나아가는 보물이라고 기대합니다. 나는 이 점을 강력하게 주장하는 바입니다.

일본 최고의 치매 전문의가
알려주는 치료법

치매
혁명

초판 1쇄 발행　　　2018년　　12월　　12일
초판 2쇄 발행　　　2019년　　12월　　13일

저자　　　　　요시다 가츠아키(吉田勝明)
옮긴이　　　　오상현 · 김선심 · 최경숙
펴낸이　　　　박정태
편집이사　　　이명수　　　　　　　　출판기획　　　정하경
편집부　　　　김동서, 위가연
마케팅　　　　조화묵, 박명준, 한성주　온라인마케팅　박용대
경영지원　　　최윤숙

펴낸곳　　　　북스타
출판등록　　　2006. 9. 8 제313-2006-000198호
주소　　　　　파주시 파주출판문화도시 광인사길 161 광문각 B/D
전화　　　　　031-955-8787　　　　　팩스　　　　031-955-3730
E-mail　　　　kwangmk7@hanmail.net
홈페이지　　　www.kwangmoonkag.co.kr

ISBN　　　　　979-11-88768-09-7　13510
가격　　　　　15,000원